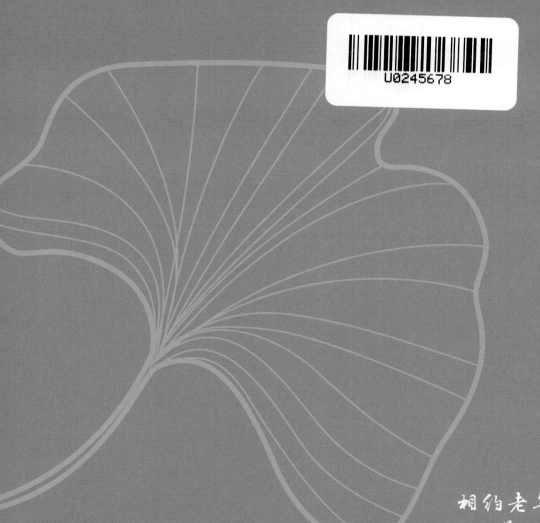

U0245678

相约老年健康
科普丛书

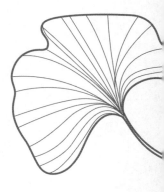

相约老年健康
科普丛书

北京老年医院
组织编写

老年人
小病小痛小对策

主 编 李 翔
副主编 罗 智 李长青 汤恭锋
编 者（按姓氏笔画排序）
　　　　卜 茹　北京市海淀区温泉镇航材院社区卫生服务中心
　　　　王 健　北京老年医院
　　　　卢昭来　北京市海淀区温泉镇社区卫生服务中心
　　　　付 彦　北京老年医院
　　　　刘翠萍　北京老年医院
　　　　汤恭锋　北京老年医院
　　　　李 翔　北京老年医院
　　　　李长青　北京老年医院
　　　　李春光　北京老年医院
　　　　李春璐　北京老年医院
　　　　吴海玲　北京老年医院
　　　　张 建　航天中心医院
　　　　张 影　北京市海淀区北安河社区卫生服务中心
　　　　张于刚　北京市海淀区甘家口社区卫生服务中心
　　　　陈冬军　北京老年医院
　　　　陈国卫　北京老年医院
　　　　杲 飞　北京老年医院
　　　　罗 智　北京老年医院
　　　　季红莉　北京老年医院
　　　　胡 晶　北京市海淀区苏家坨镇社区卫生服务中心
　　　　聂圆圆　北京老年医院
　　　　曹刚毅　北京市海淀区苏家坨镇社区卫生服务中心
　　　　樊 静　北京老年医院
主 审 马 毅 宋岳涛

人民卫生出版社
·北京·

相约老年健康
科普丛书

编写委员会

顾　　问　潘苏彦

总 主 编　禹　震

副总主编　宋岳涛　郑　曦　马　毅

编　　委　李方玲　陈雪丽　李长青

　　　　　吕继辉　杨颖娜　李　翔

序

一

　　截至 2022 年底，我国 60 岁及以上老年人口达 2.8 亿，占总人口的 19.8%；65 岁及以上老年人口近 2.1 亿，占总人口的 14.9%。"十四五"期间，60 岁及以上老年人口预计超过 3 亿，占比将超过 20%，我国将进入中度老龄化社会。预计到 2035 年左右，60 岁及以上老年人口将突破 4 亿，占比将超过 30%，我国将进入重度老龄化社会。中国不仅是人口大国，还是世界老年人口大国。老人安则家庭安，家庭安则社会安，面对快速发展的人口老龄化形势，面对世界绝无仅有的老年人口规模，如何走出一条有中国特色的应对人口老龄化之路，实现及时、综合、科学应对，是摆在党和政府及全体中国人面前的一个重要课题。

　　党的十九届五中全会明确提出"实施积极应对人口老龄化国家战略"，这是以习近平同志为核心的党中央在我国进入新发展阶段、开启社会主义现代化国家建设新征程之际作出的重大判断，是从党和国家事业发展全局出发作出的重大部署。2021 年重阳节前夕，习近平总书记对老龄工作作出重要指示，强调贯彻落实积极应对人口老龄化国家战略，把积极老龄观、健康老龄化理念融入经济社会发展全过程。党的二十大报告提出"推进健康中国建设""把保障人民健康放在优先发展的战略位置"和"实施积极应对人口老龄化国家战略"。推进实现健康老龄化是民之所需、国之所愿的大好事，是新时代我国最主动、最经济有效、最可持续、最符合国情的应对人口老龄化的方式和举措，也最能体现人民至上、生命至上的宗旨。

　　为把健康老龄化落到实处，实现"生得要优、养得要壮、活得要好、老得要慢、病得要晚、走得要安"的目标，北京市积极构建以健康教育、预防保健、疾病诊治、康复护理、长期照护、安宁疗护为主要内容的综合连续、覆盖城乡、就近就便的老年健康服务体系和"预防、治疗、照护"三位一体的老年健康服务模式。北京老年医院作为全国著名的以老年健康服务为特色的三级医院，积极参与国家及北京市健康老龄化研究和项目的推进，同时还承担了北京市老年健康和医养结合服务指导中心的工作，统筹推进全市健康老龄化的实施，老年友善医疗机构建设等多项成果被国家卫生健康委员会上升为国家政策在全国推广，为全市和全国健康老龄化的实施作出了贡献。

　　常言道，最好的医生是自己，最好的医院是厨房，最好的药物是食物。每个人是自己健康的第一责任人，在维护自身健康的过程中，个人和家庭的生活方式发挥着关键性的主导作用。北京老年医院组织编写的《相约老年健康科普丛书》共6个分册，是专门写给老年朋友的科普著作，非常实用。本套丛书语言流畅，图文并茂，内容深入浅出，真正道出老年健康的真谛。民以食为天，《老年人吃出健康好身体》分册讲出了饮食健康在老年人维护自身健康中发挥着最基础、最重要的作用，只有合理膳食，保持营养平衡，才能保障人体各组织结构的稳定、新陈代谢作用的发挥和各种功能的高效协同。生命在于运动，《老年人运动健康一本通》分册道出运动是开启老年人身心健康之门的"金钥匙"，愿老年人始终保持充沛的精力和持续的运动功能，生命不息，运动不止。睡眠是保持身心健康的良药，也是解决烦恼问题的法宝，更是提高认知能力的补品，《老年人睡出健康病不扰》分册指明了睡眠在保障老年人健康方面的关键作用，人生约有1/3的时光是在睡眠中度过的，良好的睡眠为我们送来健康的身体、清醒的头脑、快乐的心情、平静的心态、良好的记忆、美丽的容颜、幸福的生活和精彩的世界。精神健康是保障人体身心健康的重要基石之一，《老年人精神健康小处方》分册送给老年人保持心情舒畅、排解忧愁、解除烦恼、远离焦虑、免除抑郁、避免失智、永葆认知的秘诀。做好安全防范，防微杜渐，可以免除日常生活中的许多麻烦，《老年人日常安全小知识》分册教给老年人如何防范居家生活中的用电、用气、用火和被盗风险，如何保障起居安全、出行安全、饮食安全、用药安全和财产安全等，小心驶得万年船，对于老年人更加适用。自身的健康命运掌握在自己手中，《老年人小病小痛小对策》分册为老年人送去了祛病强身、解除病痛的许多小策略、小妙招，达到疾病早预防、早发现、早诊断、早治疗、早康复之目的，起到事半功倍的作用。

聚沙成塔、集腋成裘，一件件看似每日都在重复的小事，构成了保障老年人乐享晚年健康生活、提高生命质量的一块块基石。本套丛书贴近老年人的生活，针对老年人的需求，真正体现了以老年人的健康为中心，相信本套丛书会给老年人维护自身健康指点迷津、传经送宝，为老年人答疑解惑，成为老年人生活中的良师益友。

最后，愿北京老年医院在积极应对人口老龄化的国家战略中发挥更大更重要的作用，百尺竿头更进一步！在此，向本丛书的所有参与者、支持者表示敬意和感谢！

王小娥

北京市卫生健康委员会党委委员

北京市老龄工作委员会办公室常务副主任

2023 年 3 月

序

二

党的十九届五中全会明确提出"实施积极应对人口老龄化国家战略"。《健康中国行动（2019—2030 年）》的"老年健康促进行动"中指出："我国老年人整体健康状况不容乐观……患有一种及以上慢性病的比例高达75%。失能、部分失能老年人约 4 000 万。开展老年健康促进行动，对于提高老年人的健康水平、改善老年人生活质量、实现健康老龄化具有重要意义。"老年人应改善营养状况、加强体育锻炼、参加定期体检、做好慢性病管理、促进精神健康、注意安全用药和家庭支持。为了更好地推进"老年健康促进行动"，北京老年医院组织编写《相约老年健康科普丛书》，共 6 册，分别从老年人的营养健康、运动健康、睡眠健康、精神健康、日常安全和慢性病防控等方面给予指导，目的是让老年人提高自身的健康素养，提升主动健康的能力和水平，达到强身健体、延年益寿、享有高品质生活之目的。

没有老年健康，就没有全民健康。老年人是一个特殊群体，随着年龄逐渐增长，会出现身体结构老化、功能退化、多病共存、多重用药、认知下降、心境不佳、适应不良、地位弱化、脆性增加和风险增大等一系列表现，且生理性衰老、心理性衰老和社会性衰老会越来越突出。维护好老年人的健康，实质上是一项复杂且系统的工程，要做好这一工程，最重要也是最经济的措施之一就是做好老年人的健康教育和预防保健工作。如何才能保障老年人的健康？就老年人个体而言，应坚持不懈地学习和掌握老年健康的相关知识和基本技能，在日常的生活中真正做到合理膳食、戒烟限酒、适量运动和心理平衡；就老年人家庭而言，应为老年人创建膳食平衡的饮食环境、便于出行的生活环境、舒适安全的居住环境和心情舒畅的文化环境；就老年医疗卫生机构而言，应为老年人创建涵盖健康促进、预防保健、慢性病防控、急性疾病医疗、中期照护、长期照护和安宁疗护等综合连续的老年健康服务；就国家而言，应为老年人创建老有所养、老有所医、老有所学、老有所为、老有所乐的社会环境。只有充分动员全社会的力量，才能将老年健康促进行动落到实处，才能真正实现健康老龄化的伟大战略目标。

北京老年医院是全国老年医院联盟的理事长单位，是老年友善医疗机构建设的发起者，是全国老年健康服务体系建设的龙头单位，也是北京市老年健康与医养结合服务指导中心和北京市中西医结合老年病学研究所的所在机构。北京老年医院人始终坚持促进老年健康、增进老年福祉的责任担当和使命，先后主持编写《健康大百科——老年篇》《健康大百科——老年常见健康问题篇》和《权威专家解读科学就医系列——老年人就医指导》等科普著作，深受读者的好评，愿本套《相约老年健康科普丛书》更能成为老年人的良师益友，引导老年人始终拥抱健康、享受健康。

本套丛书的编写，得到了北京市卫生健康委员会、北京市医院管理中心、北京市老龄工作委员会办公室的大力支持，得益于全市多家医疗机构科普专家的通力合作，在此一并致以最诚挚的谢意！

由于编写时间仓促和编写者水平有限，书中难免存在缺点和错误，愿老年读者朋友们不吝赐教。

禹　震

北京老年医院院长

2023 年 3 月

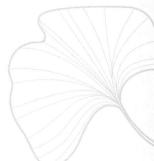

老年人

小病小痛小对策

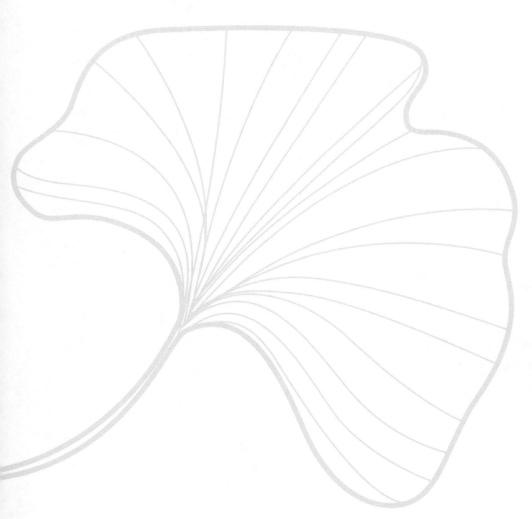

前言

2022 年 2 月 7 日国家卫生健康委员会等 15 个部门联合印发了《"十四五"健康老龄化规划》，提到："十四五"时期，我国人口老龄化程度将进一步加深，60 岁及以上人口占总人口比例将超过 20%，进入中度老龄化社会。预计到 2035 年，这个比例将超过 30%，我国将进入重度老龄化社会。有数据表明患有一种以上慢性病的老年人比例高达 75%，且老年人消费占比中 70% 以上与医疗和健康相关。为积极应对人口老龄化，实现老年人"幸福的晚年生活"，老年健康问题不可回避。提高老年群体对影响生活质量的健康问题的认识，是帮助老年人积极参与自身健康管理的需要；提供给老年人通俗易懂、操作性强的应对策略，则是科普专家们的责任所在。

本书共分 13 个部分，聚焦老年人关注的躯体健康和疾病问题。这些问题均是参编专家在多年的临床实践中接触老年人时被问及最多的问题，如呼吸系统问题、消化系统问题、心血管系统问题、口腔问题及中医药问题等，这些问题不仅会影响老年人的生存质量，而且可能会给老年人的社会生活造成困扰和影响。这些问题在早期可能表现为小病小痛，但如果忽视、不解决，最终容易转化为大病。通过对这些问题的科学识别和使用一些"小策略"来应对，往往能防患于未然，做到早发现、早处理，最终达到事半功倍的效果。

本书编者不仅有来自北京老年医院的专家，还有多年深耕社区医疗服务的基层专家。但由于编写时间仓促，书中存在错误及表述不符合老年朋友们阅读习惯的情况在所难免，不妥之处敬请谅解。在本书出版之际，衷心感谢北京老年医院和海淀区老年康复医联体成员单位所有编写专家的辛勤付出，更加要感谢我们日常接诊及服务的老年朋友们提供的典型素材！

李　翔

2023 年 3 月

老年人

小病小痛小对策

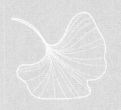
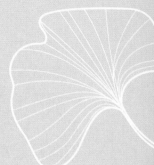
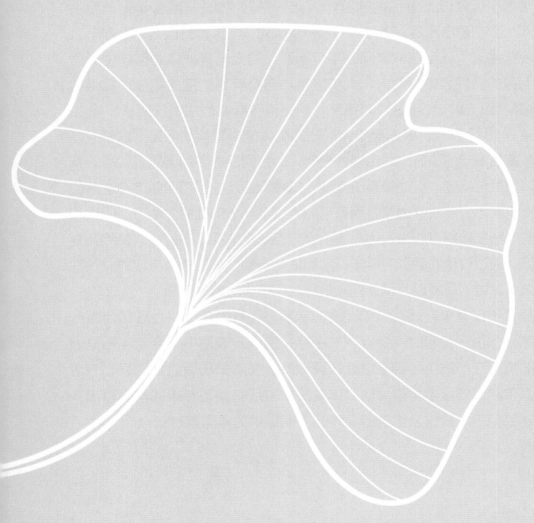

目 录

一、老年人呼吸系统问题

二、老年人运动系统问题

三、老年人消化系统问题

四、老年人神经系统问题

五、老年人皮肤健康问题

六、老年人心血管系统问题

七、老年人口腔问题

八、老年人眼耳鼻喉问题

九、老年人内分泌系统问题

十、老年人肾脏问题

十一、其他老年泌尿系统问题

十二、老年女性健康问题

十三、常见中医药问题

一、老年人呼吸系统问题

1. 着凉后出现了咳嗽、咳黄痰、发热，怎么办

如果老年人着凉后出现咳嗽、咳黄痰、发热，且咽痛比较明显的话，可以让家人帮忙看下嗓子里面是否有红肿，咽两侧是否有扁桃体肿大。如果有红肿，可能得了上呼吸道感染，如咽喉炎、扁桃体炎等。这个时候，老年人可以多喝温水，保证每日的饮水量在 2 500ml 左右，但要遵循少量多次的原则；如果咳嗽症状伴有咳黄痰，除了口服一些具有镇咳、祛痰功效的对症药物外，还需要口服抗炎药。如果老年人咳嗽、咳痰比较剧烈，且痰量较多，或者干咳、无痰，需要到医院的呼吸科就诊，医生会根据症状和查体的情况，决定是否需要进一步行抽血化验和胸部 X 线片或计算机体层成像（CT）检查。如果血常规异常升高，胸部影像学检查发现斑片影，可能得了肺炎，这个时候老年人需要遵医嘱住院治疗。

对于高龄老年人，家人给洗澡后或者在室外待的时间较长后，突然出现精神萎靡、食欲缺乏，或者反应迟钝，虽然咳嗽、咳痰不重，体温也只是低热，这个时候也需要高度警惕是否得了肺炎，需要尽快去医院就诊，让医生来判断是否可以口服药物或者住院治疗。

如果老年人在流行性感冒（简称"流感"）季节（冬季和春季发病率比较高，如在我国北方地区，每年 10 月至次年 3 月高发）出现发热和呼吸道症状，医生会给予相关检查，判断是否感

染了流感病毒。同时，还要警惕流感病毒感染合并细菌感染后导致的下呼吸道感染。

2. 最近两年发现自己走快了或者爬楼梯会气短，需要休息一会儿才能继续，是不是得了什么大病

这并不是什么大病，可能是得了慢性阻塞性肺疾病，就是我们通常说的慢阻肺。那么，什么是慢阻肺呢？慢阻肺是一种常见的慢性呼吸系统疾病，主要是由吸烟等因素引起气道狭窄或者肺气肿等结构改变，导致呼吸气流受阻，感到呼吸费力或透不上气，常伴有咳嗽、咳痰等不适。人们常说的慢性支气管炎、肺气肿就属于这个范畴。这时候建议尽早去医院做肺功能检查。因为慢阻肺除了对呼吸道有影响外，还会影响患者的生活质量、运动耐力和劳动水平。如果不重视，随着疾病的发展，还会对患者的心血管系统产生影响，严重的话会发展为肺动脉高压、肺心病。

3. 得了慢阻肺，需要马上住院治疗吗

慢阻肺是老年人非常常见的疾病，但并不可怕，一般不需要住院治疗。第一，老年慢阻肺患者需要戒烟。吸烟包括主动吸烟和被动吸烟，所以不仅需要戒烟，而且要远离二手烟。第二，老年慢阻肺患者需要远离环境污染。室外雾霾天气和室内装修环境恶劣也是引起慢阻肺的重要因素。所以在雾霾严重时，老年慢阻肺患者要减少户外活动，新装修的房屋不要急着住，要先通风换气。第三，吸入药物治疗可以减轻老年慢阻肺患者的症状，减少

慢阻肺急性加重的频率和严重程度，改善患者的健康状况，提高患者运动耐量。所以，老年慢阻肺患者一定要长期进行规范化居家治疗，定期到医院随访。第四，老年慢阻肺患者接种流感疫苗会降低下呼吸道感染的发生率，接种肺炎链球菌疫苗也会减少下呼吸道感染。同时，呼吸康复训练可以改善慢阻肺的症状，提高患者的生活质量及参加日常活动的体力和兴趣。

在这里需要强调一下，吸入药物大多是支气管舒张剂，或者支气管舒张剂和吸入激素的复合制剂，目前国内品种很多。所以，老年慢阻肺患者需要依据一些常规检查的结果，由医生开具更适合自己的吸入药物。此外，每一个吸入药物的装置，使用方法不同，患者必须先学会如何使用，才能正确使用并获得最佳的治疗效果。

4. 得了慢阻肺，还能进行运动锻炼吗

很多人得了慢阻肺后一动就喘，因此不愿意运动，而运动量的减少又会让慢阻肺患者的心肺功能进一步下降，这样恶性循环的结果就是越来越不想动，呼吸越来越困难。所以，规律的运动锻炼对慢阻肺患者非常重要。下面介绍几种常见的运动方式：①散步：散步是一种很适合慢阻肺患者的运动，非常方便，无论是在商场、户外，还是在跑步机上，随处都能进行。慢阻肺患者在刚开始散步时可以试着每日多走 10m 或更远（30m），即使是慢慢走也是有益健康的。②骑自行车：自行车是个很适合慢阻肺患者的锻炼工具。中重度慢阻肺患者刚开始骑自行车最好在专业医生的指导下进行，也可以在有条件的康复中心从固定式自行

车练起，医生会根据每位患者的具体情况开具运动处方，有进步后，就可以试着在室外骑传统自行车。③打太极拳：太极拳的动作轻柔平缓，如行云流水，非常适合慢阻肺患者。打太极拳对心肺的负荷小，有助于锻炼肌肉，还能舒缓压力，帮助放松，特别适合焦虑、性子急的慢阻肺患者。

呼吸肌功能的专项训练，主要有以下几种方式。

（1）腹式呼吸：也称膈肌呼吸，可以减少呼吸频率和每分钟通气量及辅助呼吸肌的使用；增加潮气量和肺泡通气量，提高血氧饱和度；防止气道痉挛。

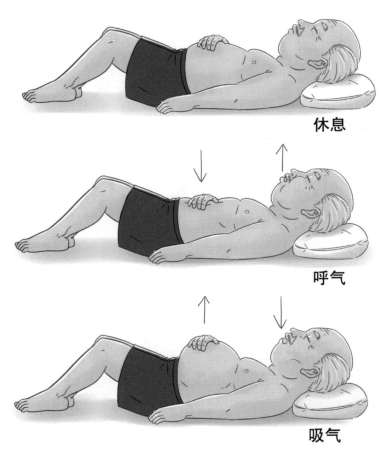

休息

呼气

吸气

腹式呼吸

（2）缩唇呼吸：患者闭嘴经鼻吸气，然后鼓腮，缩唇（吹口哨口形），缓慢呼气，吸呼比为1:2。

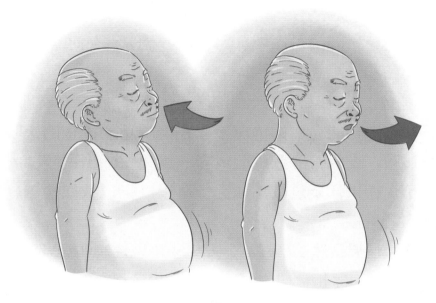

缩唇呼吸

5. 咳嗽多时，嗓子有时发出"吱吱"声，喘不上气来，这是怎么回事

根据描述的情况，初步判断患支气管哮喘的可能性较大。这个病的发生大多与遗传和环境这两个因素有关，但遗传因素一般只决定人是否为过敏体质，至于是否发病，与环境等很多因素都有很大关系。该病发作大多有诱因：①气候因素：在气压、气温、风力和湿度等指标变化时可诱发；②运动因素：临床上多见在运动时或者运动后发作，多见于年轻人；③呼吸道感染：这是老年患者常见的诱因，如病毒感染、支原体感染、细菌感染等，易诱发哮喘发作或加重；④精神心理因素：在老年患者中也比较

常见，有时出现咳嗽或者喘息、气短后很紧张，担心自己是否得了大病，往往病情较重；⑤微量元素缺乏：有些老年人长年素食，导致身体缺铁，有时候缺锌，都可以诱发哮喘；⑥药物因素：老年人常多病共存，口服很多种药物，且在使用过程中又不断地调整用药，如阿司匹林、普萘洛尔等就是比较常见的可以诱发哮喘的药物。

通过上文，可以大概判断自己是否得了支气管哮喘。如果想确诊，在心肺功能允许的情况下，去有肺功能检查的医院做支气管激发试验、支气管舒张试验或者一氧化氮呼出试验，就可以明确诊断了。如果怀疑过敏性原因，可以进行过敏原检测，明确过敏物质，避免接触。

支气管哮喘虽然很难根治，但药物可以控制和缓解症状，经过长期规范化的治疗和管理，80% 以上的患者可以达到临床控制。在日常生活中，支气管哮喘患者要注意保暖、休息，并在医生的指导下进行个性化治疗。同时，避免接触空气中的过敏原。尘螨是引起哮喘的元凶之一，在家里可以用通气床罩把床垫包起来，尽量不铺地毯；避免接触来自宠物的过敏原，最好不要养猫、狗等宠物；避免进食高致敏食物，如虾、蟹等；避免接触空气污染，如室内刺激物、烟草烟雾、家用喷雾剂等，鼓励家人戒烟；患者要学会正确使用吸入装置，学会记录支气管哮喘日记。

6. 最近半年总觉得没力气，食欲也不好，下午有发热的感觉，睡醒了出一身汗，体重也有所下降，这是什么原因呢

如果老年人出现以上症状，建议尽快到医院就诊，可能是患

了肺结核，也就是老话说的肺痨。肺结核是一种由结核分枝杆菌引起的呼吸系统慢性传染病。老年人免疫系统衰退、免疫力进行性下降，是结核病的易感人群，尤其是合并糖尿病、肺尘埃沉着病（又称尘肺）、慢性阻塞性肺疾病、恶性肿瘤者及免疫抑制剂长期使用者和营养不良者等。老年人的肺结核临床表现不典型，起病隐匿，如果出现咳嗽、咳痰、发热或者胸痛持续 2~3 周不好转，这个时候需要警惕肺结核的发生，应前往医院完善以下检查。

（1）胸部 X 线检查，最好行胸部 CT 检查。

（2）痰结核分枝杆菌检查。

（3）利用分子诊断等技术行肺结核的病原学检测。

（4）行结核菌素纯蛋白衍生物（PPD）试验和 γ 干扰素释放试验等辅助检查。

老年肺结核患者的治疗需要遵循早期、规律、联合用药、适量和全程的原则，应在治疗开始阶段就充分选用相对安全的抗结核药物，以发挥最大疗效，疗程也应适当延长，争取 1 次治愈，不留后患。在治疗过程中，加强营养非常重要。

7. 体检报告说我肺部有结节，但我没有任何不适，会不会得了"癌"

很多老年人拿到体检报告后，看到 CT 报告上赫然写着肺部多发小结节、肺部小结节等字，吓得是食不消、夜不眠的，终于鼓起勇气来医院做进一步检查。在这里告诉大家，体检时胸部 CT 发现的肺部小结节 95% 以上是良性的，不需要临床干预，更不需要外科处理。很多结节是岁月留下的瘢痕，就好比摔伤后皮肤留下的一个瘢痕，肺部陈旧性改变或者良性结节，尤其是最大径小于 5mm 的结节，恶性率不到 1%，每年做一次胸部 CT，观察其变化即可。对于最大径 ≥ 10mm 的肺结节，则应该尽早诊治。

发现肺结节可以吃抗炎药吗？对于首次发现的肺部小结节，可以考虑在医生指导下口服抗生素治疗，疗程 7~10 天，1~3 个月后复查胸部 CT，观察其变化即可。

8. 冬天快到了，好多人说不要打流感疫苗、肺炎疫苗，我该怎么办

流感是由流感病毒引起的急性呼吸道传染病，患者通常起病急，突然高热、寒战，常伴有头痛、全身无力、食欲缺乏，易引起并发症，且上呼吸道症状，如咳嗽、鼻塞、流涕、咽喉痛等较重，严重影响生活质量，还有可能发生肺炎、心肌炎、脑膜炎等严重并发症。

老年人是感染流感病毒的高危人群，且老年人容易发展为重症流感、流感肺炎等。我国北方地区的流感季为当年的 10 月 1 日至次年的 3 月 31 日，接种流感疫苗可以有效预防流感及其并发症，减少老年人因流感导致的急诊、住院，且对常见慢性疾病住院的结局也有所改善，包括心血管疾病、糖尿病和其他呼吸系统疾病等。由于流感病毒抗原性易发生改变且呈季节性流行，故每年接种流感疫苗成为国内外公认的最有效预防流感的手段。

接种流感疫苗后，会出现哪些不良反应？通常接种流感疫苗

后接种者会出现轻微的感冒症状，1 周即可好转；感冒、发热、过敏体质者应避免接种；刚接种完疫苗或者接种后的 2 天内，接种者都有可能会出现注射部位疼痛，甚至是触痛的情况，这些都属于局部反应，且都是较轻和短暂的，2 天后就会自动消失。

9. 我吸了 40 多年的烟，想戒烟，但戒不掉，有什么好办法

戒烟的想法非常好，但已经吸烟多年，说明有烟草成瘾。如果还患有高血压、糖尿病，这些有可能都与吸烟有关，强烈建议积极戒烟。

吸烟对人体健康危害巨大。烟草燃烧可产生几千种有害物质，其中至少有 69 种已知致癌物，而尼古丁是引起烟草成瘾的物质。有数据统计，全世界前 8 位致死疾病中有 6 种疾病（缺血性心脏病、脑血管病、下呼吸道感染、慢性阻塞性肺疾病、结核和肺癌）均与吸烟有关。在吸烟相关疾病中，慢阻肺占 45%，肺癌占 15%，食管癌、胃癌、肝癌、脑卒中、冠心病和肺结核各占 5%～8%。

烟草成瘾是指对尼古丁制品形成依赖，对于长期吸烟者，要戒烟需要坚定的决心和毅力，制订详细的戒烟计划并坚决执行。戒烟最好的办法是去戒烟门诊，找专业的医生进行行为干预，以及给予心理指导和药物支持。但戒烟不只是个人行为，一定要营造较好的、能支持的环境。

建议戒烟按照以下步骤进行。

第一步：决定戒烟，做好戒烟计划。

第二步：寻求家庭成员的帮助，把戒烟的决心告诉周围的朋友，让他们支持戒烟。

第三步：依靠专业力量，依靠专家资源、戒烟门诊等，做好心理建设和技术储备。

第四步：一定要坚信戒烟是有益的，对家人有益、对周围环境也有益，坚定信念就能做到戒烟，成为一个成功的戒烟人士。

（吴海玲　张影）

　　　　　　　　　　老年人小病小痛小对策

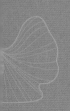

老年人

小病小痛小对策

二、老年人运动系统问题

10. 什么是老寒腿，怎么预防

　　人们常说的老寒腿通常指的是膝关节骨性关节炎，典型表现为老年人在秋冬季着凉后，尤其是气温骤降时出现的膝关节疼痛、肿胀伴活动不便。膝关节骨性关节炎是关节软骨因长期磨损而发生的损伤，老年人身体的各项功能均已经衰退，膝关节液循环已经不能修复膝关节软骨的破损，属于退行性改变，此类疾病无法治愈，治疗主要以控制症状为主，所以提前预防症状发作是重中之重。

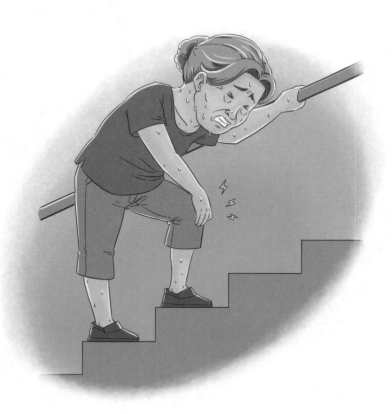

老年人小病小痛小对策

膝关节骨性关节炎的预防措施如下。

（1）注意听天气预报，做好全身保暖，特别是下肢的保暖，必要时戴上护膝。身体感受到寒冷的刺激可能会发生全身应激反应，全身皮下血管开始收缩，尤其是四肢血管收缩最明显，而膝关节周围血管也会出现收缩，导致关节滑膜的血流量明显减少，关节液循环减慢，炎症因子大量堆积，最终膝关节炎症急性发作。

（2）注意正常使用膝关节，避免过度劳累、过度运动，避免长时间穿高跟鞋。如一天走 10 000 步，使得膝关节过度活动，引起关节软骨出现不可逆性损伤，同时大量炎症因子堆积在关节内，引起膝关节炎症急性发作。运动是好，但要注意控制运动量。

（3）注意补钙，防止骨质疏松，减缓膝关节畸形的发生。

那么，膝关节骨性关节炎患者适合做什么运动？可以适当做一些膝关节的专门训练，如坐位伸膝、靠墙静蹲等。

（1）坐位伸膝：椅子常规高度，端坐位，双膝并拢，双膝交替缓慢伸直。

（2）靠墙静蹲：背贴墙壁，缓慢下蹲，安静维持 30 秒，以不感到太累为度，一天 30 次。

此外，膝关节骨性关节炎患者最适合做的体育运动是游泳。人在水中由于水的浮力作用使得膝关节负重明显减轻，运动导致的软骨损伤就会明显减少。而且水中阻力较大，膝关节屈伸活动会明显锻炼到腿部肌肉。

11. 我昨天在家里搬了东西，今天早上起来感觉腰有些酸痛，是不是"闪了腰"，该怎么办

搬重物、劳累后出现的腰部酸痛，一般多考虑为腰肌劳损、

急性腰扭伤，表现为腰椎两旁有明确的压痛点，与其他腰痛表现最不同的是晨起加重，活动后有所缓解，活动时间长或者活动量大会出现腰痛再次加重。俗话说的闪了腰则一般指急性腰扭伤，表现为活动时疼痛加重，卧床休息后明显缓解。

闪了腰后的一般自我处理方法如下。

（1）卧床休息：腰痛出现后，患者首先应自行卧床休息，避免活动，如果休息后不能缓解，就要考虑到医院就诊明确原因，让医生来确定下一步该怎么治疗。

（2）冷热敷：在出现闪腰的情况时，患者应立即使用冷毛巾或者冰水对腰部进行冷敷，15~20分钟，尽可能地减少肿痛的出现；而一旦扭伤时间超过24小时，就要及时改用热敷的方法帮助缓解疼痛，可以使用热毛巾或者热水袋热敷20~30分钟，这样可以促进腰部的血液循环，减轻疼痛、肿胀等不适症状。

（3）外喷药物或贴膏剂：如果患者闪腰导致了韧带拉伤、疼痛和红肿，可以外用有抗炎镇痛功效的气雾剂或膏药等。

如果上述措施无效，患者应尽快去医院找医生进行检查及治疗。

12. 这几天我的腰有些痛，多长时间能好，可以贴膏药吗

如果是腰肌劳损或者过度劳累引起的疼痛，可给予适当的按摩，牵拉紧张的肌肉，进行理疗，进行充分的休息和热敷。一般情况下，患者的腰痛在2周左右就可以自行恢复。

如果是腰椎间盘突出和神经压迫引起的腰痛，非手术治疗效果不明显，症状严重者需要行手术解除神经压迫。患者需要1个

月左右恢复和缓解腰痛症状。

如果是腰椎结核或肿瘤性病变引起的腰痛，需要手术切除病变。术后恢复时间一般为 2~3 个月，腰痛症状可以慢慢缓解。

贴膏药是可以的，一种是有抗炎成分的贴膏，一种是有中药成分的贴膏，种类很多，患者可以咨询医生选用适合自己的产品。

13. 没有摔倒也会骨折吗

没有摔倒也会骨折，这种特殊骨折多见于老年人，尤其是绝经后的老年女性，表现为打喷嚏、大笑后出现腰部急性疼痛，严重者下地困难。此类骨折为骨质疏松性椎体骨折，病因是老年人身体功能下降、激素水平下降、钙质吸收困难引起全身骨骼钙质流失，骨骼强度下降，尤其是胸椎、腰椎椎体骨质强度下降明显，轻微外力就会引起骨折。

大部分老年人出现此类情况后可通过胸腰椎 X 线片或 CT 观察椎体的形状改变。正常椎体一般为长方形，骨折发生后呈前高后低的楔形。部分隐匿性骨折在 X 线片或 CT 图像上看不到椎体形状的改变，但通过胸腰椎磁共振成像（MRI）可以发现椎体内有出血、水肿的表现，可确定为椎体骨折。由于此类骨折的发生比较隐匿，不能引起大多数人的重视，因此很多老年人都是因长期腰背痛甚至出现驼背后才被发现。

对于这类骨折，老年人应加强预防，多进行锻炼，增加钙剂的补充和适度的阳光照射，降低骨质疏松的发生风险。对于新发骨折，目前建议如果老年人的身体可以耐受，并且脊椎未出现明显畸形，应尽快行椎体成形术或球囊扩张椎体成形术。上述手术为微创手术，目的是镇痛、维持椎体形态、使患者可早期下地避免出现卧床并发症。患者术后 24 小时即可下地活动。如果患者椎体变形严重、脊柱已出现明显畸形，或者身体状况比较好，就需要行脊柱矫形手术，目的是纠正脊柱形态、稳固脊柱序列、改善生活质量。手术后患者应常规补充钙剂，并服用抗骨质疏松药物。

14. 肩痛就是肩周炎吗，如何通过放松肩部肌肉减轻疼痛

据统计，在 60 岁以上由于肩痛就诊的老年人中，肩袖损伤和肩峰撞击综合征发生的比例最高，合计约占 85%，其中肩袖损伤约占 60%，远高于肩周炎。肩袖损伤主要是主动上举力量减弱，外展受限，或者明显感觉外展上举无力，但被动活动范围无明显受限。肩周炎患者的主、被动活动均明显受限，梳头、摸背动作困难，即使被动抬起，也很难达到正常的活动范围。

通过拉伸或伸展肩部肌群或者运动肩部来放松肩部肌肉可以在一定程度上减轻疼痛，如拉伸斜方肌、胸大肌等，也可以做肩部绕圈、钟摆运动、肩胛骨内收等运动。注意事项：拉伸后如果肌肉酸胀并持续 24 小时，甚至出现关节疼痛，说明拉伸力量过大，要减小力量。

15. 老年人为什么会圆肩驼背，如何通过运动改善

圆肩驼背是老龄化的一种表现，随着肌肉的衰老和退化，体态也发生了极大不良变化。圆肩驼背不但从形体上给人一种衰老

的印象，而且还会导致人体出现一系列不适，如颈背部紧张疼痛，甚至头痛、头晕、呼吸困难、心慌、胸闷等。以下运动可以对这种状况有一定的改善。

（1）胸部肌肉的拉伸：①扩胸运动每组 8~10 次；②站立位在门框旁，肩关节水平外展，像招财猫一样，用前臂抵住门框，背部保持挺直，缓慢向前移动身体，拉伸胸部肌肉，每组拉伸 30 秒，重复 4~6 组，然后进行对侧拉伸。注意拉伸时肘关节不要过度超伸。

（2）背部肌肉训练：①站立位双脚与肩同宽，肩关节外展，大臂与地面平行，上臂垂直于地面，抬头挺胸收腹，双臂用力向后打开，肩胛骨尽量靠近，每组 8~10 次，重复 4~6 组；②站立位双脚与肩同宽，背靠墙壁，双臂向上伸直，运动时收紧核心保持身体稳定，然后屈肘向下拉动手臂，感受背部肌肉有强烈的挤压感为宜，每组 8~10 次，重复 4~6 组。

16. 如何缓解网球肘引起的疼痛

肱骨外上髁炎又称网球肘，是肘关节外侧前臂伸肌起点处肌腱发炎、疼痛。疼痛是由前臂伸肌重复用力引起的慢性撕拉伤造成的，因经常握持重物，并且重复做前臂的旋转动作，所以易发生网球肘。老年人患网球肘多因从事家务劳动（如烹饪、洗衣服等）。

若患者处于网球肘发作的急性期，要避免做可引起疼痛的活动，疼痛消失前不要运动，使用冰水混合物冰敷肘外侧，每日 4 次，每次不超过 15 分钟，还可以佩戴护具保护肘关节；急性期后，可以在肘关节外侧进行热敷，并且可以在避免疼痛的情况下加强锻炼，可以使用握力器增加手部力量，轻柔牵拉肘部和腕部，以不产生疼痛感为宜，保持牵拉状态 10 秒。

17. 听说老年人加强核心力量好处多，应该怎样训练核心力量

老年人加强核心力量有如下好处。

（1）核心肌肉群担负着稳定重心、传导力量等作用，是整体发力的主要环节，对上下肢的活动和用力起着承上启下的枢纽作用。当人活动手和腿的时候，核心肌肉群会帮助身体保持稳定，也可以使身体保持正直。良好的核心力量可以防止其他部位损伤，如肩关节、肘关节和膝关节。

（2）强大的核心力量可以帮助人体保持更好的姿势，能使脊椎保持良好的排序，并且有助于减轻腰痛，而核心力量的薄弱会导致懒散的体态。老年人往往容易出现下腹部突出、头部前倾和驼背的不良姿态，可以通过加强核心力量改善。

（3）增强核心力量能够提高人体的平衡能力。老年人在运动时，如突然起身、转向、急停等，容易发生跌倒，核心肌肉的激活会更加强烈，强大的核心力量有助于保持身体平衡并降低跌倒、扭伤的风险。

（4）几乎所有的动作都会动用核心肌肉，其中也包含日常家务，如扫地、洗碗、抱孩子，甚至坐到椅子上这样简单的一个动作，都需要核心力量的参与。

老年人可以用平板支撑的方式锻炼核心力量：俯卧，双肘弯

曲支撑在地面上，肩膀和肘关节垂直于地面，双脚踩地，身体离开地面，躯干伸直，头部、肩部、胯部和踝部保持在同一平面，腹肌收紧，盆底肌收紧，脊椎延长，眼睛看向地面，保持均匀呼吸。老年人刚开始训练时不要追求过长的时间，应循序渐进，逐渐加强。

18. 经常膝盖发软是怎么回事，可以通过运动改善吗

走路时特别是下楼时膝盖发软很有可能是髌骨软化症的表现，是由髌股关节的生物力学关系发生紊乱造成的，髌骨向外侧倾或者半脱位，导致髌骨内侧面软骨撞击股骨外髁滑车，引起关节外侧间隙软骨过度磨损。除了走路时膝盖发软，髌骨软化症的症状还有膝关节前侧疼痛、关节怕凉，或膝关节反复肿胀、积液等，老年女性患者较为多见。

如何通过运动改善髌骨软化症导致的膝盖发软？

（1）可以通过加强股四头肌力量来改善，即坐在椅子上，上肢放松，双脚绑上沙袋，膝关节慢慢伸直，然后再屈曲回原位，每组 8~10 次，4~6 组。

（2）静蹲也可以改善，即背靠墙，双脚分开与肩同宽，逐渐向前伸，与身体重心之间形成一定距离（40~50cm），此时身体就同时呈现出下蹲的姿势，使小腿长轴与地面垂直，大腿和小腿之间的夹角不要小于 90°。运动中要注意防止跌倒，静蹲时长应逐渐增加，不宜一次时间过长。

（王健　张于刚　李春璐）

三、老年人消化系统问题

19. 胃食管反流患者也会出现咳嗽、哮喘等症状吗

如果老年人有发作性咳嗽，病因不明，久治不愈，特别是伴有胃灼热（俗称烧心）、反流症状时，要警惕可能是胃食管反流引起的呼吸道症状。胃食管反流是一种临床常见病，典型症状是反流和胃灼热，还可有食管外的临床表现，包括哮喘、慢性咳嗽、声嘶及咽喉症状等。

在哮喘患者中，胃食管反流可通过刺激食管黏膜，反射性引起支气管痉挛，从而诱发或加重哮喘；同时进入呼吸道的酸性胃内容物刺激并损伤呼吸道黏膜，产生炎症反应，使支气管的反应性增强。由于大部分患者无胃灼热、反酸等典型胃食管反流症状，故确诊胃食管反流性咳嗽比较困难。在排除引起慢性咳嗽的其他常见原因后，可试用质子泵抑制剂进行诊断性治疗，可使大多数胃食管反流性咳嗽患者的症状得到缓解。如果老年人有以上症状，建议及时到消化内科就诊，早诊断、早治疗。

胃食管反流的危险因素有吸烟、肥胖、年龄、饮酒、应用非甾体抗炎药、社会因素、心身疾病和遗传因素等。胃食管反流的非药物治疗包括减重、戒烟、限酒、改变睡眠习惯（抬高床头，睡前3小时不再进食）及避免饮用浓茶、咖啡和可乐等。

20. 胃不好，为什么医生却开了抗抑郁药或抗焦虑药

胃不好不一定是胃部发生了病变，焦虑、抑郁也可以产生胃功能紊乱症状，主要表现为食欲减退、腹胀、腹泻或便秘、腹部灼烧感、嗳气甚至腹痛等，同时还会伴有心理和/或行为异常。

胃病患者的特点是病情迁延反复，容易加重思想负担，遵医嘱行为差。胃病久治不愈或反复发作，应考虑精神心理因素可能。焦虑、抑郁可能引起胃肠道不适症状，尤其是长期处于紧张、焦虑状态下者容易发生血管收缩、胃黏膜缺血。研究发现，长期紧张、焦虑的患者，易患胃溃疡、肠易激综合征等疾病，本身有胃部疾病者也会因为焦虑、抑郁诱发或者加重胃病发作。也有部分患者会因为不良情绪出现胃肠动力下降，从而影响消化和吸收功能，增加胃肠负担。研究表明，对于有消化不良症状且伴有明显精神心理因素的老年慢性胃炎患者，常规治疗的疗效差，加用抗抑郁药或抗焦虑药有明显的改善作用。除了药物治疗外，心理疏导对缓解症状、提高生活质量也有一定作用。老年人平时要保持良好的心理状态，生活规律，劳逸结合，积极配合治疗。

可以说维持良好的情绪状态就是在保护我们的肠胃。在日常生活中，老年人要注意控制情绪，忌忧思过度。尤其是有胃病者，要避免经常熬夜，多休息，多放松，避免情绪紧张，学会释放压力。

21. 得了顽固性便秘怎么办

　　便秘的发生风险随年龄的增长而增加。据统计，慢性便秘在长期行动不便需护理的老年人中发生率更高。便秘是以排便困难、排便不畅、排便频率降低、粪便干结或量少为主要表现的疾病。顽固性便秘是便秘的一种特殊类型，常指由多种病因导致的、一般药物治疗和其他非手术治疗难以起效的便秘。顽固性便秘常见的原因有肠易激综合征、痔疮、肛裂、脑卒中、截瘫、腰骶椎病变、抑郁、内分泌失调、药物不良反应及生活方式不正确（食物含膳食纤维过少、进食量少、饮水少、久坐、卧床）等。

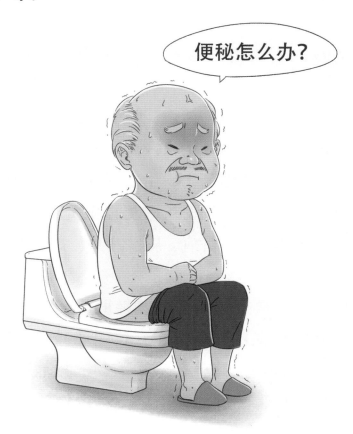

顽固性便秘常会反复发作，难以根治，直接降低了患者的生活质量，长期治疗也给患者带来了一定的经济负担。一般情况下，该病为良性疾病，不会威胁患者的生命安全，但一些有基础疾病的患者可能会因为便秘诱发或加重原有疾病，如脑卒中、冠心病等。有些老年人自行滥用药物，可能造成更加严重的后果。

建议老年人平时多喝水，养成定时排便的习惯；坚持吃早餐，通过早餐引起条件反射以实现正常肠道反射的重建；饮食粗细搭配，多吃瓜果、蔬菜等富含粗纤维的食物；适当运动，帮助增加胃肠蠕动，进而纠正便秘。如果老年人得了便秘，不要惊慌，建议找医生做临床评估，制订治疗方案。

22. 我经常吃药，应该怎样预防药物性肝损伤

老年人常同时合并多种慢性病，需要联合用药，长期治疗，这使得老年药物性肝损失的发生率升高。药物性肝损伤是指由进食各类处方或非处方的化学药物、生物制剂、中药、天然药、保健品、膳食补充剂及其代谢产物所诱发的肝损害，主要表现为发热、食欲减退、肝区疼痛、黄疸、皮肤瘙痒，严重时可出现凝血功能障碍。

老年人比一般人群更易发生药物性肝损伤。老年人各脏器功能均减退，胃肠道血流量减少，并且蠕动减慢，药物在体内滞留的时间延长；肾功能降低，影响药物的排泄；同时肝脏对药物的代谢速度减慢，解毒能力下降，对药物的耐受性也有所降低。

老年人应提高对药物性肝损伤的认识，避免滥用药物，并且部分中草药和保健品具有潜在的肝损害作用，也应避免滥用。引起肝损伤的常见药物有非甾体抗炎药、抗感染药物、心血管系统用药等。对乙酰氨基酚是引起急性肝衰竭最主要的原因之一。我国报道较多的引起药物性肝损伤的中药有何首乌、土三七（含吡咯双烷生物碱）等。

药物性肝损伤可防可控，老年人要严格按照医嘱或药品说明书服用药物，避免用药剂量及频次错误。记忆力较差的老年人可以请求家人帮助，避免多服、漏服药物，用药期间不饮酒，定期复查肝功能，做到早发现、早诊断。

23. 体检时发现了胆石症应该怎么办

老年人在体检时被告知有胆石症，但没有任何临床症状，是否有疑惑和担心呢？

胆石症是指胆囊和/或胆管产生结石的疾病。结石的反复刺激可以引起炎症和胆道梗阻，表现为发热、腹痛、黄疸及呕吐等症状，严重者可出现感染性休克，危及生命。胆石症好发于中老年人，女性明显多于男性。胆石症患者的临床表现取决于结石的部位和大小，尤其与是否造成梗阻和感染关系密切，如果患者无梗阻或嵌顿，大多无临床症状，或仅有轻度上腹或右上腹不适、隐痛、嗳气、腹胀、大便不畅或便溏等症状；一旦发生梗阻，容易诱发胆道感染、急性胆囊炎、肝源性胰腺炎、急性化脓性胆管炎，表现为上腹疼痛、恶心呕吐、食欲减退、黄疸、发热、寒战、脉速，重者可出现休克。

胆石症与患者的生活方式息息相关，清淡饮食、控制体重和保持血脂在正常范围内可以有效预防胆石症。饮酒、饱餐或喜食油腻食物、受凉及劳累是胆石症常见的诱因。老年人平时应注意限制脂肪类食物的摄入，如肥肉、动物内脏、蛋黄及鱼子酱等；饮食规律，重视早餐；避免过饱或饮酒，以及摄入刺激性食物，如煎炸食物等；可以多吃一些利胆和富含维生素 A 的食物，如菠菜、青笋、南瓜、莲藕、番茄及胡萝卜等；保持心情愉悦，情绪舒畅。

24. "老胃病" 反复发作，抑酸药物能否长期服用

老年人是胃病的高发人群，部分老年人频繁出现胃灼热、反酸等胃食管反流的症状，可能需经常使用抑酸药物，如质子泵抑制剂（包括雷贝拉唑、奥美拉唑等）、H_2 受体拮抗剂（包括法莫替丁、西咪替丁等）等来缓解。但抑酸药物并不适用于所有胃病，过度使用可引起消化不良，尤其老年人的消化功能较弱，长期抑制胃酸可加重消化不良。也有研究证明长期应用质子泵抑制剂，使得胃内 pH 升高，可能导致细菌过度增殖，增加难辨梭状芽孢杆菌感染的风险，导致继发性感染。抑制胃酸的药物还可能会影响蛋白质、钙、一些维生素 ［如维生素 D、维生素 B_9（叶酸）、维生素 B_{12}］ 等的吸收，从而造成贫血和骨质疏松。因此，不建议老年人经常服用抑酸药物。

对老胃病患者来说，最重要的是找出病因，而不是常规应用抑酸药物。如果老年人胃病久治不愈，特别是伴有体型消瘦的情况，需要完善相关检查以排除恶性肿瘤；伴有幽门螺杆菌

感染的老年人应由医生评估，规范治疗幽门螺杆菌。老年人平时还要按时进餐，口味清淡，细嚼慢咽，不暴饮暴食，不食热烫食物；保持心情舒畅，避免不良情绪的刺激，必要时可向心理医生咨询；避免劳累，在冬春季节交替时尤其要注意生活调摄，适当锻炼，避免长期不合理应用抑酸药物所带来的不良反应。

25. "烧心"是心脏病吗，如何防治

烧心，医学规范术语为胃灼热，就是患者会有胸骨后的烧灼感，常出现在饭后1小时，弯腰、平躺或腹部压力升高时会加重，常伴有食物反流。胃灼热因烧灼感出现的部位在心脏附近，故被称为烧心，但却与心脏无关。

引起胃灼热的原因如下。

（1）胃食管反流：由胃酸分泌过多反流至食管所致，胃镜检查可见食管黏膜糜烂，抑酸治疗有效。

（2）功能性胃灼热：为发作性胸骨后烧灼痛，胃镜检查无胃食管反流和黏膜组织病理学异常。其被认为由内脏高敏感性引起，患者多存在心理因素。

（3）嗜酸性粒细胞性食管炎：是一种以嗜酸性粒细胞浸润为主要特征的慢性食管炎症。

（4）胆道疾病：胆囊结石或胆囊结石术后患者由于胆道及十二指肠功能异常，胆汁反流到胃内，出现胃灼热。

（5）药物引起：患者经常服用解热镇痛药如阿司匹林、布洛芬缓释胶囊、双氯芬酸钠等，这些药物可刺激胃黏膜分泌过多

胃液，引起胃灼热。

防治胃灼热的措施如下。

（1）进食要细嚼慢咽，不要进食辛辣刺激食物、高浓度咖啡及浓茶等。

（2）戒烟、戒酒：吸烟可使食管下括约肌变得松弛，增加胃酸反流的概率；而饮酒会刺激胃酸分泌增多，使食管清除酸性物质的能力下降。

（3）进食后不要马上躺下或做一些弯腰的活动，可以适当散步或站立，睡觉前 2~3 小时不要进食。

（4）在睡觉时将床头抬高或枕头垫高 10~20cm，可以利用重力来减少夜间反流的情况。

26. 出现了"烧心"症状，为什么吃奥美拉唑无效

胃灼热（烧心）在胃食管反流患者中多见。胃食管反流是指胃内容物（pH <4）向上反流入食管、咽喉，会引起一些症状，如胃灼热、反酸、胸骨后痛、反食、嗳气，甚至会引起咳嗽、哮喘等。

胃灼热主要由酸反流引起，也就是胃酸反流入食管、咽喉，故治疗以抑制胃酸分泌为主，服用奥美拉唑后症状会明显好转。但胃灼热不一定都是由酸反流引起的，还可以由弱酸反流、气体反流、碱反流引起，甚至还可能由功能性胃灼热引起。

（1）弱酸反流：是指 pH 在 4~7 的胃内容物反流。此类患者可能合并萎缩性胃炎，胃酸分泌不足，胃内食物不能得到很好的消化，导致胃内压力增大，引起反流，抑酸治疗无效。

（2）碱反流：是指十二指肠内容物胆汁、碱性肠内容物反流入胃。胃黏膜长期在碱性胆汁的刺激下，也会引起胃灼热、上腹部隐痛等不适症状。患者多有晨起口苦甚至呕吐黄色胆汁的症状，抑酸治疗无效。

（3）功能性胃灼热：是指胃部或胸骨后的烧灼感，患者同时伴有胃肠功能紊乱的症状，如腹胀、嗳气、打嗝及早饱等，但胃镜检查没有胃食管反流的表现。其与情绪关系很大，生气、难过时症状加重；与进食、体位改变的关系不大。这种情况下，治疗要辅以心理疗法，必要时可予以抗焦虑或抗抑郁药物治疗。

所以说，有胃灼热症状，不能盲目服用奥美拉唑。

27. 胃痛就是胃病吗

胃痛是指患者上腹部近心窝处以疼痛为主的症状，临床上多见于急、慢性胃炎，胃、十二指肠溃疡，功能性消化不良，胃黏膜脱垂，胃下垂，以及胃癌等胃部疾病患者。胃痛多与饮食有一定关系，多伴有腹胀、反酸、胃灼热、嗳气等症状，易反复发作，发病前多有明显诱因。

哪些疾病可以引起胃痛？

（1）肝胆疾病：如急性胆囊结石、胆囊炎。

（2）胰腺疾病：如急、慢性胰腺炎，胰腺癌。

（3）心血管疾病：如急性心肌梗死、心绞痛、主动脉夹层。

（4）缺血性肠病：多见于老年人，表现为较剧烈的腹痛、血便，早期腹痛与腹部体征不符，严重者可出现肠道穿孔、坏死。

（5）其他：如急性阑尾炎、肾结石等。

胃痛的自我缓解方法如下。

（1）腹部按摩：胃痛多由进食刺激性食物如辛辣、冷凉的食物所致，可以通过上腹部按摩促进胃肠道平滑肌松弛，缓解胃痛症状。

（2）腹部热敷：局部予以热敷，可以缓解胃痉挛，改善胃痛症状。

（3）中和胃酸：可以进食碱性食物，如苏打饼干、馒头等，甚至饮用热水、热稀饭等，来中和胃酸，缓解胃痛。

（4）口服药物：口服一些抑制胃酸分泌的药物或者胃黏膜保护药，可以有效缓解胃痛症状。

（5）按摩穴位：内关穴位于手腕正中，距离腕横纹约三指宽，轻度按摩可以缓解胃痛症状。

若患者胃痛反复发作，或者持续不缓解，或者同时出现发热、血便、大汗等症状，一定要及时就医。

28. 明明是胃痛，为什么说得了心脏病

首先，胃部和心脏位置邻近，导致很多人无法识别是胃痛还是心脏疼痛；而且胃部和心脏的部分神经均从相同的神经根发出，心脏疼痛时，也可以表现为胃痛，甚至还会伴有恶心、呕吐、腹泻等消化道症状。

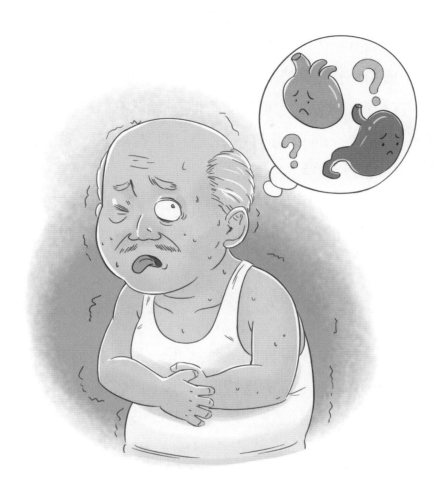

其次，内脏的疼痛会表现为放射痛，如心绞痛可表现为牙痛、咽喉痛、胃痛及背痛。据统计，接近20%的心肌梗死患者可以表现为胃痛。

胃痛和心脏疼痛应该如何鉴别？

（1）疼痛的诱因：胃痛常与饮食有关，多伴有嗳气、腹胀；心脏病引起的疼痛多与运动、劳累或情绪变化有关，多伴有胸闷、气短，休息时可减轻。

（2）疼痛发生的时间：胃痛的发生往往在饭前或饭后，且多为慢性病，甚至与季节有关，多在季节变化时发病或疼痛加重；心脏病往往在劳累或者行走快时或者情绪激动时发作，在休息或者减慢走路速度时减轻，也可固定发生在半夜或凌晨。

（3）疼痛的性质：胃痛多为上腹部隐痛、胀痛或烧灼样痛，常伴有反酸、烧心、嗳气及腹胀等症状；心脏病引起的胃痛一般为压榨痛、闷痛或者有濒死感，伴有心慌、胸闷、呼吸困难、嘴唇发绀及大汗等症状。

所以说，对于与劳累、运动等相关的胃痛，老年人一定要时刻绷紧心脏病这根弦，及时就医，以免贻误治疗时机。

29. 萎缩性胃炎是胃变小了吗

萎缩性胃炎是慢性胃炎的一种类型，是胃黏膜变薄了、腺体减少或者部分消失了，而不是胃腔变小了。萎缩性胃炎常表现为上腹部疼痛不适、餐后饱胀、恶心、呕吐及反酸等症状。该病具有病程长、易反复发作的特点，与幽门螺杆菌感染、吸烟、饮酒、服用了刺激胃黏膜的药物、患有自身免疫性疾病及喜食辛辣和腌制、烟熏食物等因素有关。如果老年人得了萎缩性胃炎，应该怎么办？

（1）不必过度紧张，萎缩性胃炎是中老年人的临床常见疾病。据统计，中老年人的萎缩性胃炎确诊率可超过50%。并且，单纯萎缩性胃炎患者大多预后良好。

（2）积极根除致病因素，进行对症治疗。

（3）改变生活习惯，戒烟、戒酒，不吃腌制、烟熏、烧烤类食物，多进食蔬菜、水果等维生素含量丰富的食物，释放压力，保证睡眠。

（4）定期进行胃镜检查：对于中重度萎缩性胃炎、胃肠上皮化生患者，建议1年行一次胃镜检查，并行病理检查；对于伴有轻中度不典型增生者，建议半年行一次胃镜检查，并进行病理检查；对于重度不典型增生者，建议术后遵从医生的建议定期复查。

30. 放屁多是得病了吗

屁，是人体每日吃进去的五谷杂粮，经过消化进入肠道，在肠道细菌的分解下产生的气体并排出体外。一般情况下，人每日放屁10~20次，但也因饮食类型和个人习惯而有所差异。屁的主要成分是氮气、氢气、二氧化碳、氧气及甲烷等，也可含有硫化氢、粪臭素等。

放屁多的原因如下。

（1）与食物有关：易产生气体的食物，如地瓜、豆制品、萝卜、黄豆、洋葱、生姜、蒜及菜花等，经肠道细菌发酵后产气增多。

（2）吃饭速度快：吃饭过快，会有较多的气体进入胃肠道，从而导致放屁增多。

（3）贪食冷饮或者冷食，或者腹部着凉：可使肠道产气增多，排气增多。

（4）肠道菌群失调：应用抗生素可使肠道菌群受影响，导致腹胀和排气增多。

（5）情绪问题：人在生气、紧张时，肠道的消化功能会减退，肠内的气体产生增多。

（6）其他疾病：如胃溃疡、肠道炎症性病变、胰腺疾病、胆道疾病等，均可导致放屁多。

那么，放屁多需要治疗吗？其实，放屁是一种正常的生理现象。如果老年人实在觉得有伤颜面，可以注意以下 3 个方面：①改变饮食习惯，少食易产气的食物，减慢进食速度，养成细嚼慢咽的习惯，并且少食冷饮、冷食等；②改变生活方式，多进食清淡易消化的食物，少进食油腻、烟熏食物；保持良好的情绪，避免焦虑、激动；注意腹部保暖等；③如果老年人近期出现放屁臭味明显，甚至出现血腥味等异常气味，务必去医院就诊，必要时行结肠镜检查。

31. 脂肪肝有危害吗

脂肪肝是指由各种原因引起的肝细胞内脂肪堆积过多的病变。脂肪含量超过肝脏重量的 5%～10% 时被视为轻度脂肪肝，超过 10%～25% 为中度脂肪肝，超过 25% 为重度脂肪肝。

脂肪肝早期没有任何症状，最常见的症状是乏力，部分患者会出现肝区胀痛不适。

引起脂肪肝的原因：①营养过剩：如常吃油炸食物、高脂肪和高胆固醇食物、烧烤等，使脂肪在体内过多堆积，形成脂肪肝；②长期大量饮酒：据报道，每日饮酒 80～160ml，酒精性脂肪肝的发生率可增长 5～25 倍；③营养不良：如长期饥饿或者胃肠道消化、吸收障碍，体内的载脂蛋白不足，不能把甘油三酯运出肝脏，易形成脂肪肝；④某些疾病：如糖尿病、甲状腺功能亢进症、库欣综合征等，可引发脂肪肝；据统计，约 50% 的糖尿病患者可发生脂肪肝；⑤某些药物和化学物质中毒：如过量服用四环素、巴比妥、重金属（砷、银、汞）、有机溶剂（三氯化烯、四氯化碳）及黄曲霉毒素等，易发生脂肪肝。

脂肪肝的危害：①引发肝硬化、肝衰竭甚至肝癌；②诱发或加重糖尿病、高血压、冠心病，促进动脉粥样硬化形成；③损伤消化功能；④降低人体的免疫力和解毒功能。

所以，脂肪肝不是小病，如果老年人查出脂肪肝，一定要去看医生，确定病因并进行治疗。

32. 得了脂肪肝，应该怎么办

脂肪肝是可逆性疾病，早期诊断并及时治疗常可恢复正常。

（1）科学合理的饮食结构：控制膳食热量的摄入，限制摄入含糖量高、油炸及深加工的食物，多进食新鲜的蔬菜、水果及粗粮、菌藻、牛奶、无糖酸奶及深海鱼等食物。

（2）坚持运动：坚持每日中等量有氧运动30分钟，每周5次，或每日高强度有氧运动20分钟，每周3次，同时做8~10组阻抗训练，每周2次。持之以恒，改掉久坐少动的不良习惯。

（3）病因治疗

1）肥胖：以调整饮食结构为主，低糖、低脂肪、适量蛋白，限制热量的摄入；同时，积极减肥，减重5%~7%就可以明显改善脂肪肝；减重10%并保持1年以上，脂肪肝甚至肝纤维化就能逆转。

2）酒精性脂肪肝：轻度酒精性脂肪肝患者只要戒酒4~6周，其氨基转移酶水平就能降至正常水平。

3）营养不良性脂肪肝：在行高蛋白质饮食后，肝内脂肪很快会减少；或摄入氨基酸后，脂肪肝会迅速消除。

4）糖尿病等疾病相关的脂肪肝：积极治疗原发性疾病，控制好血糖和血脂。

5）药物相关性脂肪肝：无论是西药还是中药，甚至是保肝药物，均会产生一定的不良反应。同时，老年人应慎重使用保健品，避免其对肝脏造成损伤。

（4）体检和随访：加强自我保健意识，定期进行健康体检，如脂肪肝患者应每3~6个月进行一次腹部超声、血脂、血糖及尿酸等检查。

（季红莉　胡晶）

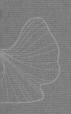

四、老年人神经系统问题

33. 突然嘴歪、流口水怎么办

脑卒中在临床上非常常见，俗称中风，是由脑血管堵塞或破裂引起脑梗死或脑出血，从而导致的一种临床急症，是人类健康的杀手之一。我国每年新发脑血管病患者约 270 万，每年死于脑血管病患者约 130 万，残疾率高达 70% ~ 80%。此外，在我国，每 12 秒就有 1 人发生脑卒中，每 21 秒有 1 人死于脑卒中。脑卒中具有发病率高、致残率高、致死率高和复发率高的特点。

那么，脑卒中有哪些预警信号？如口眼歪斜，流口水，眼前发黑，看东西重影，突然眼皮耷拉下来；四肢无力、麻木，晕倒；突然头痛；走路跑偏，站立或走路后头晕，整天觉得睡不醒，爱忘事儿等。上述情况都是因为大脑里面的血管闭塞了，影响了不同功能区，继而产生不同症状。

那么，应该如何识别脑卒中呢？请牢记脑卒中"120 口诀"。

（1）看"1"张脸：脑卒中患者由于面部瘫痪，嘴角是不对称的，会出现一侧口角下拉、下垂。脸部不对称、嘴巴歪，这就是"120 口诀"中"1"的含义。

（2）查"2"条胳膊：可以让患者把双臂平伸起来，正常人的双臂是平行的、有力量的，但一旦出现脑卒中，由于一侧肢体没有力气，就会出现"单侧胳膊无力、抬不起来"的情况，产生不对称的肢体状态。

（3）"0"（聆）听说话：聆听患者说话及其语言表达情况，

如果患者说话时言语、口齿不清，则提示有可能是脑卒中发作，要尽快就医。

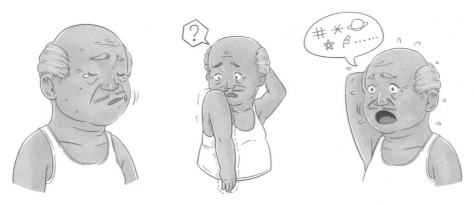

脑卒中"120 口诀"

34. 记忆力不好就是阿尔茨海默病吗

近年来，全球科学家对阿尔茨海默病（俗称老年性痴呆）的病因做了大量研究，但迄今为止，其病因仍不明确。人的脑细胞退化在 90 岁左右会逐步停止。临床上只有 4%～5% 的老年人会患阿尔茨海默病，可见大多数老年人的脑功能是健康的，他们不仅能正常生活，还保持着一定的学习和工作能力。许多证据提示，心理社会因素、脑血管病因素、环境污染、慢性中毒及免疫紊乱都与阿尔茨海默病的发病密切相关，尤其是脑血管疾病和环境污染可以加快阿尔茨海默病的发展。那么，年纪大了，经常忘东忘西，记忆力不好就是阿尔茨海默病吗？

记忆可分为瞬间记忆、近事记忆、远事记忆 3 种类型。其中，近事记忆随着年龄的增长，减退较明显，而瞬间记忆、远事记忆的减退较迟缓。因此，在日常生活中，老年人对久远的事情记忆犹新，而对近期发生的事情容易遗忘。但大多数老年人近事记忆的减退程度较轻，并且会逐步停止。这些老年人虽然自感记忆力减退，但不影响日常生活，而且智力检查也是正常的，在医学上被称为生理性记忆力减退。如果老年人记忆力减退严重，已经影响了日常生活，就属于阿尔茨海默病了。因此，老年人记忆力不好，不一定都是阿尔茨海默病的表现。

大多数健康的老年人，CT 检查可见不同程度的生理性脑萎缩，但他们并无阿尔茨海默病的症状。相反，有些老年人，CT 检查显示没有脑萎缩，但却有阿尔茨海默病的症状。据调查，约 20% 的阿尔茨海默病患者的 CT 检查是正常的。一般而言，阿尔茨海默病的诊断主要依靠临床症状。如果老年人没有阿尔茨海默病症状，而 CT 检查却显示有脑萎缩，证明这是脑组织正常的生理性退化，不必过于紧张。

35. 手抖、嘴哆嗦是怎么回事

手抖、嘴哆嗦是老年人常见的问题，医学上称为震颤，它仅是一个症状，是指身体的一部分或全部表现为不自主的、有节律性的颤动。

老年性震颤是一种不可抗拒的老化现象，纵使颤抖，但每位患者的轻重程度也不一样。多数患者在细小的动作上症状比较明显，如写字不再流畅均匀，穿针会抖抖索索，敬酒会杯摇酒溅。有的患者还会摇头晃脑、步态蹒跚、动作迟缓、记忆力减退。

老年性震颤可能的原因如下。

（1）脑功能障碍：由于脑动脉硬化、脑供血不足、脑细胞衰退而影响生理功能，多表现为微小动作的手抖，写字时更为明显，多在一侧。

（2）预期焦虑症：常会制造一个使患者恐惧的情境，如"你"非常担心工作时有别人在场会手抖，结果别人来到"你"面前时，"你"的手真的抖了。

（3）小脑半球疾病：如肿瘤、小脑萎缩、脑供血不足等，其引起的手抖的特点是静止时不抖，运动时出现；用手指鼻尖时，手抖且指不准确，同时还可合并眼球震颤、走路时呈醉汉步态、动作不协调，间或耳鸣、耳聋（又称失聪）等。

（4）特发性震颤：其病因不明，主要累及上肢和头部，主要表现为做精细动作时出现手抖，如写字、持筷子、扣纽扣等；情绪紧张、疲劳时手抖更加明显，于精神松弛或休息时减轻或完全消失。

（5）帕金森病：这是一种发生于老年人的退行性疾病，除手抖外，还伴有动作缓慢、肢体僵硬、平衡功能差等症状。如果不治疗，患者的症状将越来越重，需专科医生帮助诊治。

36. 得了脑血管疾病，需要做哪些检查，哪项检查最准确

诊断脑血管疾病，除了神经系统查体、抽血化验等外，最重要的一项内容就是对血管进行检查。关于脑血管检查的项目有很多，包括头颈部计算机体层成像血管造影（CTA）、磁共振血管成像（MRA）、颈动脉超声检查、经颅多普勒超声检查及数字减影血管造影（DSA）等。

相比于其他影像学检查，DSA 是医学上公认的诊断脑血管疾

病的金标准。其是一种微创性血管检查手段，可以动态、全面、多方位、非常清晰地观察脑血管状态、脑血流情况及评估脑血管的侧支循环。

那么，DSA 的优势是什么？DSA 不仅能清楚直观地显示脑动脉血管管腔狭窄、闭塞及侧支代偿的建立情况等，而且可以进一步查明导致脑出血、蛛网膜下腔出血的病因，如动脉瘤、动静脉畸形及动静脉瘘等。

DSA 的操作：在患者大腿根部的一侧股动脉切开一个小口，长 1.5～2.0mm，再置入导管，通过血管造影成像来直观评判脑血管情况。

DSA 的安全性：其安全性较高，没有绝对的禁忌证，尤其当普通的血管筛查手段（如头颈部 CTA、MRA 或脑血管超声检查）未能明确病变的原因和性质时，或者准备进行介入治疗（如放支架、取栓、血管开通、动脉瘤栓塞等）时，需行 DSA。

37. 颅内动脉瘤是脑袋里的肿瘤吗

颅内动脉瘤又称脑动脉瘤，是指脑血管壁局部鼓起形成瘤状突出。大部分原因是脑血管发生动脉粥样硬化，在血流的冲击下薄弱点的血管壁结构遭到破坏，越冲越薄，血管壁逐渐向外突出，从而形成颅内动脉瘤。其实，颅内动脉瘤并不是脑袋里面长了肿瘤，它是一种极其危险的脑血管疾病。

颅内动脉瘤存在破裂风险，在未破裂时，可无任何症状，一旦破裂，就会引发急性脑出血，第一次破裂死亡率可达 30%，第二次破裂死亡率可达 70%。 85% 的自发性蛛网膜下腔出血是由颅内动脉瘤破裂引起的，因为没有人知道颅内动脉瘤什么时候破裂，所以说颅内动脉瘤是藏在脑内的"定时炸弹"。颅内动脉瘤一旦破裂，可能产生如下临床表现：剧烈头痛，伴有恶心、呕吐，大、小便失禁，严重者可发生意识丧失甚至失去生命。

目前，数字减影血管造影（DSA）是诊断颅内动脉瘤的金标准。DSA是一种可以提供脑血管影像的血管造影术，可以探知动静脉畸形和动脉瘤等脑部血管异常。

大量经过长期研究的临床实践表明，手术是颅内动脉瘤最有效的治疗方法。颅内动脉瘤患者第一次出血而未行手术者，1个月内存活率为50%~78%，再出血的死亡率为43%~64%，而随着国内医疗技术的发展，颅内动脉瘤直接手术的死亡率目前已降至1.0%~5.4%。因此，及时手术是非常有必要的。

38. 头晕目眩是耳石掉下来了吗

急性头晕、眩晕发作时，很多人往往恐慌不安，担忧自己会不会得了急性脑出血、脑梗死或其他脑部肿瘤。其实，人体耳石器上附着大量耳石颗粒，也称耳石。耳石症的学名为良性位置性眩晕，顾名思义，阵发性就是反复发作，位置性就是体位改变时才会发作，一般表现为左右翻身、起床、躺下或者低头、仰头等动作，异位至半规管内的耳石会随着重力的作用在半规管内流动，从而直接或间接地刺激半规管内的前庭末梢感受器壶腹部，引起壶腹部的异常神经兴奋性反应，从而引起视物错觉，导致眩晕。所以，大部分耳石症患者都是半夜起来或者早晨起床时发病。

耳石症的最高发病人群就是中老年人群，集中在 60 岁，尤其是老年女性。随着年龄的增长，人体全身器官均会退化，耳石的黏性也会变差，就比较容易掉落，随之而来的就是耳石症，这是主要病因。

耳石症虽然发作时症状剧烈，但相对于其他眩晕，治疗很简单，需要专业医生给予手法复位治疗，复位成功后，眩晕感即刻消失。通常情况下，经手法复位后，患者的眩晕症状可以完全缓解，不会遗留严重的后遗症。

39. 腔隙性脑梗死到底是怎么回事

很多老年人做脑部 CT 检查后报告单上写着"腔隙性脑梗死"，于是很紧张。脑梗死是由动脉粥样硬化引起的，动脉粥样硬化斑块引起血管严重狭窄或者堵塞，或者斑块脱落堵塞在脑动脉内，进而导致脑组织坏死。腔隙性脑梗死的病因主要是在高血压、高龄等因素作用下，脑内小动脉管壁发生变性，管壁变厚，最终使小动脉管腔闭塞。腔隙性脑梗死导致的脑组织坏死范围小，故症状很轻，多数患者没有症状，仅在体检做 CT 或 MRI 时被发现。

如果老年人没有任何症状，只是在体检时发现了多发腔隙性脑梗死，不必太过担心，因为大多数的多发性腔隙性脑梗死并非非常严重的疾病，治疗主要是危险因素的控制，即控制好血压、血糖、血脂、体重，戒烟、戒酒，健康饮食、规律运动。

但有一些患者在 CT 上只看到小的腔隙性脑梗死，进一步检查发现颅内大血管存在严重狭窄或者闭塞，此时如果不行有力的干预和治疗，后果则不堪设想。其实，对脑血管疾病的危险因素如高血压、糖尿病、高脂血症、高同型半胱氨酸血症等进行早期干预和筛查，是可以有效阻止腔隙性脑梗死复发和进展的。

40. 站起来后为什么会出现头晕而跌倒

老年人突然跌倒、久卧或久坐而起身后会有头晕眼花、眼前发黑等表现，是临床上常见的直立性低血压。直立性低血压不仅是血压低，还有很大的风险！

直立性低血压，又称体位性低血压，是指患者由仰卧位变为直立位时，收缩压下降≥20mmHg或者舒张压下降≥10mmHg，伴或者不伴眩晕、黑矇、眼花、心慌、面色苍白、晕厥或心绞痛等心脑血管缺血症状，严重危害老年人的身体健康。老年人站立时，全身的血液有500~1 000ml聚集在下肢和内脏系统。由卧位变为站立位时，静脉回心血量迅速减少，导致心排血量减少和血压下降。但正常情况下人体有完善的调节、代偿机制，可以限制血压的下降。而在直立性低血压患者中，自主神经功能障碍，一个或多个代偿机制失效，会导致直立位时血压下降。

直立性低血压由于发生突然，故需要提前预防，老年人的动作应缓慢，最好能先充分平卧一段时间后再站起来，尽量避免危险发生。

41. 晚上总睡不着觉，腿还总抖动是怎么回事

有一些老年人长期失眠，双腿或双臂难受得让人无法入睡，说痛不痛、说痒不痒，反正就是怎么也不舒服，很多时候必须站起来走一走、跺跺脚，或者是用手捶打才能舒服一些，但躺下来

没多久又开始难受，这种症状在医学上称为下肢不宁综合征，意为不能安宁下来的双腿。下肢不宁综合征主要表现为夜间睡眠中或安静状态下出现双下肢的不舒服，甚至是一种极度不适感，有的患者感觉像有小虫子在爬，有的患者感觉火烧火燎的，有的患者感觉像撕裂一样疼痛，小腿尤其明显，有时也会累及大腿和上肢，一般为双侧。这种不适症状还有特征性的昼夜变化规律，腿部的不适感经常出现在傍晚或夜间，午夜和凌晨最严重，白天症状相对轻微。医生在诊断下肢不宁综合征时，首先要排除药物或行为习惯相关病因，如腿部痉挛、姿势不恰当、肌肉疼痛、静脉曲张、腿部水肿、关节炎或习惯性腿部抖动等。下肢不宁综合征在日常生活中比较常见，只是很多人对这个疾病的认识还不足。但长期的折磨会严重影响患者的睡眠，甚至导致焦虑、抑郁及生理、心理、社会交往等各方面的功能障碍。医学上把下肢不宁综合征分为原发性和继发性两种。原发性下肢不宁综合征的原因不明，有的患者有家族遗传史。继发性下肢不宁综合征可见于帕金森病、尿毒症、缺铁性贫血、B 族维生素缺乏、妊娠、干燥综合征、小纤维神经病、多灶性神经病、腓骨肌萎缩症、代谢病及药源性原因等。

42. 什么食物最"补脑"

人的脑细胞处于一个不断减少的过程中，大脑的神经细胞是不可再生的。大脑每日都在不停地运转，养脑、健脑已成为现代人养生的必修课，特别是老年人，随着年龄的增长开始出现记忆力减退、思维能力下降等症状。为了改善大脑萎缩和变异，老年人需要补脑。提到补脑，最简单有效的方法就是饮食调节，经常吃补脑的食物。以下为生活中常见的补脑食物。

（1）鱼类：鱼类富含球蛋白、白蛋白、含磷的核蛋白、不饱和脂肪酸、铁及维生素 B_{12} 等成分，还可以为机体提供高水平的抗氧化剂和维生素 E 等，有助于延缓大脑衰老，增强人的记忆力、思维和分析能力，具有益智作用。

（2）坚果：核桃富含不饱和脂肪酸，花生富含泛酸（维生素 B_5），葵花籽含丰富的铁、锌、钾、镁等微量元素及维生素 E。以上干果，适量食用，均可起到营养大脑、增强记忆力、缓解脑疲劳的作用。

（3）蔬菜：绿叶蔬菜可提供大量的维生素 E 和叶酸。维生素 E 可以延缓大脑衰老，叶酸可以改善记忆力，还能降低同型半胱氨酸水平。番茄、南瓜、胡萝卜含有丰富的抗氧化剂，可以帮助人体保持大脑活力。菜花、西蓝花富含乙酰胆碱，乙酰胆碱是大脑中一种重要的神经递质，有改善认知功能和记忆力的作用。

（4）鸡蛋：鸡蛋也是常见的补脑食品。鸡蛋含有丰富的卵磷脂和优质蛋白质，是维持人体及大脑细胞运作不可或缺的营养素，可以改善记忆力和强化大脑。但是，因为鸡蛋还含有较多脂类物质，建议每日的食用数量不超过 1 个。

（5）牛奶：牛奶是一种经典的补脑食品，含有优质蛋白质、核黄素、钾、钙、磷、维生素 B_{12}、维生素 D 等多种营养素，是大脑营养的重要来源。

（6）绿茶：水是生命之源，是维持大脑功能必不可少的物质，茶叶中含有儿茶酚，对大脑健康十分有益。儿茶酚有助于人体保持良好的记忆力，使大脑保持正常的工作状态。

食物形形色色，但不一定都对大脑健康有好处，日常饮食不注意、不讲究，就有可能伤害大脑，造成不良后果，如高糖饮食、高盐饮食及高脂饮食，会损伤血管内膜，是各种心脑血管疾病的罪魁祸首，还会导致认知能力、脑容量和记忆力下降，使得罹患阿尔茨海默病的风险明显增加。

43. 突然不能言语、偏身无力，但很快缓解了，到底"梗没梗"

这种情况很有可能是短暂性脑缺血发作，俗称小卒中，是指由脑或视网膜局灶性缺血所致的不伴急性梗死的短暂性神经功能缺损发作。短暂性脑缺血发作的临床症状一般在 1~2 小时恢复，最长 24 小时，不遗留神经功能缺损症状和体征，且影像学上没有急性脑梗死的证据。短暂性脑缺血发作是脑卒中的重要先兆，提高认识、识别高风险患者和及时管理可以大大降低高危人群的脑卒中发作风险。短暂性脑缺血发作可预示即将发生的脑梗死，故应给予重视。短暂性脑缺血发作多发生在中年以后，男性较多。

颈内动脉系统主要表现为单眼突然出现一过性黑矇、视力丧失、白色闪烁、视野缺损或者复视，持续数分钟可恢复；对侧肢体轻度偏瘫或偏身感觉异常；优势脑半球受损，出现一过性失语或者失用或者失读或者失写，或者同时出现面肌、舌肌无力；偶有同侧偏盲；短暂的精神症状和意识障碍偶亦可见。椎基底动脉系统最常见的症状是一过性眩晕、眼震、站立或者步态不稳；一过性视物成双或者视野缺损等；一过性吞咽困难、饮水呛咳、语言不清或者声音嘶哑；一过性单肢或者双侧肢体无力、感觉异常；一过性听力下降、交叉性瘫痪、轻偏瘫和双侧轻度瘫痪等；少数患者可有意识障碍或猝倒发作。

短暂性脑缺血发作可发展为完全性脑卒中，发生率为17.7%～76.0%，故需要积极治疗。治疗应遵循个体化和整体化原则，根据患者的具体情况予以抗栓（抗血小板聚集或抗凝药物）治疗、调脂固斑（他汀类药物）治疗，积极筛查及控制动脉粥样硬化的危险因素，合理进行病因治疗。存在脑动脉重度狭窄的患者必要时可以选择行手术治疗（血管内介入手术或外科手术）。

44. 血管狭窄了，需要放支架吗

脑血管狭窄是指与脑供血相关的血管狭窄，包括颅内、外动脉，不一定单指脑内血管狭窄。造成脑血管狭窄的原因有很多，其中动脉粥样硬化是主要原因。而产生动脉粥样硬化的原因有很多，如高脂血症、高血压、糖尿病等疾病因素，以及吸烟、体力活动少、不健康饮食等行为因素。

这么多的因素其实可归为2类：不可改变的因素和可改变的因素。年龄、性别及遗传因素不能改变，但可以改变生活方式，防治高血压、高脂血症、糖尿病是关键。中国人的脑血管狭窄多发，除了遗传因素外，更重要的原因是生活方式不健康。

不同脑血管狭窄患者的病情程度轻重、进展速度各不相同，需要及时治疗。患者在脑梗死症状比较明显时，如主干血管狭窄大于50%而且有脑组织的坏死损伤，梗死面积比较大、侧支循环代偿不好时，要使用支架恢复患者的脑供血，在发病 6 小时内可放置支架；如果脑血管病患者症状比较轻微，或者没有明显的神经功能缺损症状，但患者血管狭窄程度大于 70%，患者发生脑梗死的风险明显增大，可以考虑放入支架进行治疗。

45. 如何预防脑卒中

脑卒中是由脑血管堵塞或破裂引起脑梗死或脑出血，从而导致的一种临床急症。脑卒中具有发病率高、致残率高、致死率高和复发率高的特点，已成为我国居民第一位的死亡原因，也是中国成人残疾的首要原因。

脑卒中的危险因素可分为不可干预性危险因素和可干预性危险因素 2 类。

（1）不可干预性危险因素：包括年龄、性别、种族及家族史等。

（2）可干预性危险因素：包括吸烟、酗酒、肥胖、缺乏体育运动、高血压、糖尿病、高脂血症、高同型半胱氨酸血症、高尿酸血症、心脏病特别是心房颤动、无症状性颈动脉狭窄及口服避孕药等。

脑卒中的预防措施主要包括控制危险因素（如高血压、高血糖、高脂血症等）、改善生活方式（如戒烟限酒、适当运动、合理膳食、乐观心态等）及定期进行健康体检等。对于已经得过脑卒中的患者，预防复发的措施除了控制危险因素外，还要按医嘱规律进行药物治疗，定期进行门诊复查，做到早发现、把握急性期治疗时间窗。

46. 体检发现有颈动脉斑块怎么办

2017 年，一项发表在《中国循环杂志》上的中国慢性病前瞻性研究显示，中国有 1/3 的成人存在颈动脉粥样硬化斑块。在 40~49 岁年龄段中，仅有 6% 的患者有斑块，但在 70~89 岁年龄段中，有 63% 的患者存在颈动脉斑块。绝大部分颈动脉斑块是由动脉粥样硬化引起的。尽管有特殊的解剖结构导致颈动脉斑块容易形成，但它并不会无缘无故形成。颈动脉斑块的形成通常分为可调控因素和不可调控因素。不可调控因素如年龄、性别和遗传等，是无法改变的。但也有个人可以调控的因素。据统计，有 9 种危险因素与颈动脉斑块的存在有显著相关性，包括高脂血症、高同型半胱氨酸血症、高血压、高尿酸血症、吸烟、代谢综合征、高甘油三酯血症、糖尿病及高低密度脂蛋白血症，其中 4 种（高脂血症、高同型半胱氨酸血症、高血压和高尿酸血症）可使颈动脉斑块的风险提高至少 30%。生活方式的干预在颈动脉斑块的防治中有着至关重要的作用。如果颈动脉斑块较小，颈动脉狭窄 <50%，患者可能不会出现明显的临床症状。但如果颈动脉狭窄超过 50%，患者可能出现脑供血不足的相关症状。除此之外，当颈动脉斑块不稳定、破裂时，会形成血栓堵塞血管或血栓脱落。若颈动脉斑块随着血流堵塞脑血管，容易引起脑卒中。颈动脉斑块的药物治疗主要包括降压治疗、降脂治疗和抗血小板药物治疗，也是颈动脉粥样硬化的重要治疗方式。药物有助于防止新的颈动脉斑块形成，但不能消除或完全逆转已有的颈动脉斑块。

（付彦　胡晶）

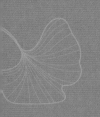

五、老年人皮肤健康问题

47. 皮肤经常瘙痒是怎么回事

　　"我的皮肤经常瘙痒，到了冬天更加明显，这是怎么回事？"经常能听到许多老年人这么和身旁的人述说瘙痒的烦恼。对于这种明显的皮肤瘙痒，老年人往往会剧烈搔抓，皮肤会出现明显的抓痕，呈条状瘀斑，甚至出血。确实，老年人的皮肤瘙痒问题非常常见，可以是局限部位的瘙痒，也可以是全身的剧烈瘙痒。瘙痒的发病原因有很多，常见于以下几个方面：①老年人常合并各种基础病，如糖尿病、甲状腺疾病、慢性肝胆病或者肾功能不全等，身体的代谢和内分泌出现问题，不能有效排泄各种毒素，导致皮肤瘙痒；②一些过敏体质的老年人，当其免疫力下降或接触了某些药物、食物或紫外线等时，会出现湿疹、皮炎或荨麻疹等过敏症状，这种瘙痒也是非常明显的；③机体被各种肠道或皮肤寄生虫侵犯，尤其是皮肤感染疥螨所导致的疥疮，夜间瘙痒非常明显。针对不同原因的瘙痒，老年人需要求助于专业的皮肤科医生给予有针对性的止痒治疗。

48. 皮肤容易过敏应该如何应对

　　目前，皮肤过敏的老年人越来越多。那么，对于皮肤过敏，有什么快速缓解的方法呢？这是许多老年过敏患者最关心的问题，其中手部湿疹是最常见的。首先，要努力寻找这次皮肤过敏的原因，如果是吃食物引起的，应尽快确认是不是之前吃各种"发物"了，如鱼、虾、酒等，又或者看看自己过敏前2周有没有吃可疑的药物，如抗炎药、解热镇痛药等，这些是最容易引起皮肤过敏的药物；看看有没有其他因素诱发皮肤过敏，如冷、热或日晒等；还需要回忆一下皮肤过敏前局部有没有接触过什么可疑的容易引起过敏的物质，如染发剂、护肤品及各种金属制剂等。总之，一旦发现可疑的过敏原，远离这个过敏原是最重要的。其次，要认真判断一下自己目前皮肤过敏到了什么程度，根据不同的过敏表现来选择合适的外用药，如急性过敏伴红肿渗出，需要用有效的溶液或洗液湿敷，不能用软膏制剂；亚急性过敏反应，比较红但没有渗出，可以用乳膏或洗剂；慢性过敏最好用软膏或贴膏，只有用对外用药，治疗才会有效。最后，如果是较严重且伴有明显瘙痒的皮肤过敏，需要口服各类抗过敏药物，更严重者还需要在皮肤科医生的指导下口服糖皮质激素或肌内注射脱敏针来治疗。规范的抗过敏治疗会让各种过敏很快好起来。

49. 皮肤过敏后出现皮下出血点是怎么回事

这种情况一般诊断为过敏性紫癜，儿童较为多见，但目前发现不少老年人也出现了这种情况，小腿部位的紫癜最为常见，紫癜按压不褪色，其病因尚不明确。老年人罹患过敏性紫癜可能和下列情况有关：①可能由感染所致，如细菌、病毒或寄生虫感染等；②可能是食物因素，如鱼、虾、蟹、蛋、鸡肉等食物过敏引起；③可能是药物因素，如各种抗生素和解热镇痛药等；④可能的其他因素，如疫苗接种、蚊虫叮咬、寒冷刺激或接触花粉及尘埃等。除了这些，还需要考虑老年人的自身免疫因素。如果出现了过敏性紫癜，老年人该如何应对呢？首先，需要去医院查血常规和尿常规，来判断过敏性紫癜的类型和轻重程度，进而行对症治疗。如果老年人只是小腿部位的皮肤出现少量出血点，不伴腹痛和关节痛，化验结果也是正常的，那么无须专业治疗，注意多休息、清淡饮食即可。如果出血点增多，或血常规和尿常规出现异常，就需要使用调整血管通透性的药物，特别严重者还需要口服糖皮质激素。总之，过敏性紫癜既可能是单纯的皮肤问题，也可能会合并系统损害，使用的治疗方案是不一样的，老年人在日常生活中要给予高度重视，积极去正规医院的皮肤科就诊。

50. 老年人身上的白斑是不是白癜风

老年人身上常会有些大小不一的斑点出现，有的是黄斑，也有不少是白斑。这些斑点属于老年期皮肤的良性改变，对身体健康没什么妨碍，也不会发生癌变，一般不需要治疗。对于身上的白斑，老年人大多认为是自己得了白癜风，非常焦虑。其实，绝大多数老年人胸、背、四肢等处圆形的、如米粒或绿豆大小的白斑，一般不是白癜风，实际上它叫作老年性白点病（又称老年性白斑）。这种白斑，边缘清楚，可稍有凹陷，没有任何不适的感觉。随着年龄的增长，这种白斑会逐渐增多，多见于老年男性，但局部白斑往往长得很慢，不会有明显的扩大，与白癜风有明显的不同。这种老年性白斑是可以不处理的，当然，如果其短期内扩大明显，也要积极排除罹患白癜风的可能，需要去正规医院的皮肤科做伍氏灯检测，并需由专业医生做出诊断。

51. 老年人身上的"红痣"为什么会越长越多

身上长红痣的老年人越来越多，其中男性更为常见。这种红痣叫作老年性血管瘤或者樱桃状血管瘤。随着年龄的增长，人的皮肤逐渐老化，皮肤表面的血管增生造成了这种小的血管瘤，一般老年人多见。其主要表现为局部小红点和大小不一的红色丘疹。老年性血管瘤可以不治疗，也可做冷冻、激光治疗，效果均较好，但治疗后还可在别处新长皮损，因为随着年龄的增长，皮肤光老化会造成新的血管瘤。所以，老年性血管瘤患者不必恐慌，它和反映肝脏功能障碍的蜘蛛痣是完全不一样的。老年人可以先观察，如果不觉得影响美观就可以暂时不处理。但如果老年性血管瘤体积较大，也可以考虑行手术或激光治疗。

52. 老年人颈部和腋下皮赘特别多，应该怎么处理

"我脖子和腋下长好多肉揪揪，太难看了，有什么好办法去除呢？"很多老年人存在这样的困扰，临床上是有好办法去除的。皮赘又称软纤维瘤，是指一种柔软、皮色的增生物，通过一个细的蒂样组织附着在皮肤表面，是皮肤纤维组织的良性增生性损害，不是皮肤癌，也不会转变成皮肤癌，多发生于老年人及更年期、妊娠期妇女。皮赘最容易长在皮肤的褶皱区域，如颈部、腋下、躯干、乳房下面或生殖器区域。如果衣物或首饰摩擦它们，可能会产生刺激性症状，可诱发炎症，导致疼痛。部分皮赘

可合并乳头状病毒感染而形成丝状疣，丝状疣有传染性，可导致局部传染而增多，并且会明显影响美观。皮赘一般不需要治疗，如果老年患者积极寻求治疗，可以通过激光或冷冻方法去除，但治疗后往往需要保持 3 天不着水，否则局部治疗后有皮肤感染的风险。

53. 皮肤干燥的老年人为什么也会发生湿疹

"我的皮肤这么干燥，怎么还会得湿疹，湿疹不是皮肤潮湿才会得吗？"很多老年人有这样的疑惑。其实，这种湿疹叫作乏脂性湿疹，是指由各种原因导致皮肤表面水分脱失、皮脂分泌减少所致的以皮肤干燥、干裂伴脱屑为主要临床表现的一种皮肤病。乏脂性湿疹多在冬季发生，老年人先天性皮肤干燥及洗浴过度容易出现。乏脂性湿疹的症状包括皮肤呈条纹状、发红、发干、瘙痒、脱皮等，甚至可出现皮肤的细小裂纹。这种类型的湿疹以双侧小腿胫前最为明显，常有针刺样、蚁爬样感觉，并因搔抓而出现抓痕、渗血。乏脂性湿疹可以使用润肤剂治疗，如白凡士林、维生素 E 霜、尿素及保湿类医学护肤品等，每日可用 1～2 次，沐浴后马上使用润肤油，以保住皮肤内的水分不被蒸发，瘙痒明显者可考虑使用抗过敏药物。特别提醒老年朋友：冬天天气干燥，皮脂腺收缩，洗澡太勤会使皮肤更干，老年人应适当减少洗澡次数，避免过多用热水或盐水烫洗，以免患上乏脂性湿疹。

54. 有脚气的老年人为什么更容易得灰指甲

很多老年人有这样的困惑："我有脚气好长时间了，这段时间趾甲怎么变成灰色的了，还特别厚！"这种情况确实是非常常见，脚气在医学上叫作足癣，是脚部感染真菌了。足部往往非常潮湿，是各种真菌滋生的温床，脚气时间长了，这种真菌也会感染趾甲，导致脚趾甲发生肥厚和灰色改变，俗称灰指甲，医学上叫作甲癣。甲癣存在一定的传染性，可以是趾甲，也可以是指甲，但前者更多见。甲癣主要是由皮肤癣菌引起的，绝大部分由脚气传染所致。甲癣只是皮肤真菌感染的一部分，需要积极治疗，因为这种真菌通过手部接触或共用脚盆会发生交叉传染，用手抠脚时脚气就能传染到手，引起手癣，手癣又可以进一步引起指甲的甲癣。在只有手癣、足癣时，外擦抗真菌药膏或喷剂就有效，但若手癣、足癣感染时间较长并影响了指甲或趾甲时，外用药往往效果不佳，如果患者肝功能正常，就需要口服抗真菌药物来治疗了。总之，老年人发现手癣、足癣后，应尽早去看皮肤科医生并进行治疗，以避免灰指甲的产生。

55. 为什么患带状疱疹的老年人这么多

"怎么这个长疱的皮肤病这么疼啊！"一些得了带状疱疹的老年人经常这么抱怨。目前，带状疱疹已成为严重影响老年人生活质量的一种疾病。带状疱疹是水痘带状疱疹病毒引起的急性炎症性皮肤病，中医称为缠腰火龙、缠腰火丹、缠腰蛇丹，民间俗称蜘蛛疮，亦名蛇缠疮、火带疮、蛇丹等。患者发病前局部皮肤往往先有感觉过敏或神经痛，并且伴有轻度发热、全身不适、食欲减退等前驱症状，亦可无前驱症状而突然疼痛发病。这个病的特点是：发生在一侧的呈条带状分布的红斑、水疱，局部疼痛明显且呈阵发性。很多老年人常以为带状疱疹叫作串腰龙，皮疹只发生在腰腹部，这是错误的。在临床上发生在一侧头面部、胸部、臀部、上肢或下肢也是不少见的。免疫力低下又常合并多种系统疾病是带状疱疹在老年人中比较多发的原因。由于这个病疼痛剧烈，疱疹皮肤护理不当容易合并皮肤感染，及早治疗特别重要，一小部分老年患者由于治疗不及时，有合并带状疱疹后遗神经痛的风险，这会导致他们的生活质量急剧下降。带状疱疹只要及时行抗病毒、营养神经、抗炎镇痛和防止继发性感染等处理，以及中医的火针治疗，效果均不错，老年患者不必慌乱。目前，我国已有带状疱疹疫苗获批上市，免疫力低下且还未得过带状疱疹的老年人可以考虑进行接种。

56. 年龄大了，为什么脸上、手背上爱长斑，可以预防和治疗吗

经常听到一些老年人抱怨说："我脸上和手背上的斑怎么这几年越长越多！"确实，老年斑在老年人群中比较常见，但也不能把所有长在脸上或手背上的斑都叫作老年斑。老年斑，医学上称脂溢性角化病，又称老年疣，是老年人中最常见的一种良性表皮增生性肿瘤，其发生可能与日晒、慢性炎症刺激等有关。脂溢性角化病主要发生于中老年人，发病部位以面部、手背等处为主。脂溢性角化病通常很难自行消退，但为良性皮肤病，极少发生恶变，一般不需要治疗。但如果老年人觉得影响美观，可以采取冷冻、激光、电烧灼等方法将其去除，有一些大一点的斑可以通过手术切除，并做组织病理检查，排除恶变的可能。如果面部

或手背部的斑略微扁平凸起，短时间内越长越多，就要高度怀疑扁平疣的可能，这是病毒感染所致，在临床上也不少见。扁平疣需要通过冷冻或激光去除，否则有越长越多的趋势和风险，不能与老年斑相混淆。

57. 小腿有静脉曲张，为什么脚踝附近会得湿疹还会破溃

"我的小腿静脉曲张有一段时间了，不知为什么我的脚踝附近感觉瘙痒，还有明显的疹子，这是怎么回事？"这其实是患静脉曲张一段时间的老年人容易得的一种叫淤积性皮炎的皮肤病。淤积性皮炎又叫静脉曲张性湿疹，是一种由下肢血液循环障碍引起的皮肤炎症性疾病，主要的致病原因是下肢静脉曲张造成下肢血液循环回流障碍，患者一般先出现红色或暗红色的斑，或者出现米粒大小的红色丘疹，部分可融合成片，并且伴有明显的瘙痒，反复搔抓以后，局部可以看到鳞屑、结痂、抓痕等继发性改变。淤积性皮炎的色素改变特别明显，以小腿前面或足踝内侧部位最为明显。严重的淤积性皮炎还可以继发溃疡，此时愈合非常困难，且容易发生继发性感染，多见于小腿静脉曲张合并糖尿病且血糖控制不佳的老年人。一般要求患者控制好血糖，适当抬高患肢，避免患肢长久下垂，可使用具有活血化瘀功效的中成药促进静脉回流，瘙痒明显者可口服西替利嗪这一类药物，并且局部外擦各种激素类药膏；若患者出现皮肤溃疡，需要在积极抗炎的基础上进行换药处理。如果患者合并严重的小腿静脉曲张，需要考虑行外科手术以改善下肢的血液循环。

58. 有些老年人全身起水疱，都是营养不良造成的吗

有些老年人认为自己身上起的水疱是营养不良和免疫力低下造成的，其实这个观点不太准确。皮肤出现水疱比较常见，但引起皮肤起水疱的原因有很多：①可能是局部的物理刺激造成的，如冻伤、烫伤、摩擦等；②可能是全身系统性的自身免疫性疾病造成的，如天疱疮、类天疱疮、疱疹性皮炎等；③可能是过敏性疾病造成的，如蚊虫叮咬引起的虫咬皮炎、丘疹性荨麻疹；④可能是严重皮炎、湿疹造成的。总之，以水疱为特点的皮肤水疱病种类有很多，如果皮损是单发的或者数量很少，部位又非常固定，有可能是物理损伤造成的，如使用热水袋造成的低温烫伤，或者老年人存在低蛋白血症，在翻身时受到摩擦刺激就有可能造成局部水疱。如果水疱的数目很多、分布范围很广，首先要考虑的是自身免疫性的大疱性皮肤病；如果是以四肢为主或者腰腹部一圈儿有水疱，可能是由蚊虫叮咬引起的，尤其是丘疹上面顶着的水疱更有可能是由虫咬皮炎引起的。当然，水疱也有可能是由发病率较低的大疱性扁平苔藓、大疱性红斑狼疮等引起的，需要皮肤科医生去鉴别和处理。

59. 老年人长期卧床后为什么容易发生压疮

"我家老人摔倒后长期卧床，最近发现其臀部外侧受压部位皮肤出现破溃，还感染了，真是受罪！"这种皮肤溃疡叫作压疮，在临床上又称褥疮，也叫压力性溃疡，是由局部皮肤长时间受压而导致该部位血液循环障碍、组织缺血而引起的水疱、糜

烂、坏死或者溃疡。压疮常见于长期卧床且固定体位者，如瘫痪、骨折、昏迷或者重症患者。压疮分为四期：Ⅰ期为瘀血红润期，Ⅱ期为炎性浸润期，Ⅲ期为浅度溃疡期，Ⅳ期为坏死溃疡期。压疮的护理非常重要，对于长久卧床的老年人，家人或者护工要给其勤翻身，避免其长期固定在一个体位，这一点非常重要。如果患者的皮肤溃疡还合并了感染，必须给伤口积极换药，并适当应用抗生素，以预防皮肤感染进一步发展。

60. 老年人不注意防晒会得皮肤癌吗

"最近不知为什么我额头上以前日晒起的包开始破溃，还有增大的趋势，是得皮肤癌了吗？"这种情况确实需要考虑皮肤癌的可能，因为皮肤癌的病因就有日晒。夏天烈日当空，无论是外出或者郊游，人都会长期沐浴在阳光之下，虽然说适当的日晒有利于身心健康，但过度日晒就有罹患皮肤癌的风险了。长期日晒者的面、颈、胸三角区、四肢露出部位等处的皮肤常明显干燥、粗糙、脱屑、色素沉着、萎缩、出现皱纹和失去弹性，进而会成为皮肤癌的诱因。老年人的皮肤老化问题，如皮肤出现明显皱纹、干燥和色素斑，较多见于面部和四肢暴露部位，也与长期日光照射有关。日光性角化病可发生在长期受日晒的老年人中，常发生于面、耳、手背等暴露部位。强行剥脱痂皮即见潮红渗出面，极易出血，周围可有毛细血管扩张。本病有20%的概率发展为癌，是皮肤癌的病因之一。以上就是日晒引起皮肤癌的病因，需要老年人给予足够重视。

61. 老年人也会得性传播疾病（简称"性病"）吗

"医生说我得了性病，我这么大年纪怎么会得性病呢！"很多老年人认为自己不会得性病。其实，老年人也有得性病的可能性，尤其是隐性梅毒在老年人中不少见。老年人罹患各种性病的原因：①性观念的改变，现在的一些老年人的性观念比以前更加开放了；②老年人的身体健康状况比以前好很多，对性的要求也客观存在，但老年人对性病的预防意识欠缺、不足；③单身老年男性在发生性行为时没有采取有效的预防手段，就有可能感染上各种细菌、病毒或螺旋体。

在老年人的性病中，以隐性梅毒多见，典型患者会有躯干或者手足掌跖面的红斑脱屑这样的皮疹。需要注意的是，患者在临床上往往没有明显症状，常在术前或各种有创治疗前因抽血化验而被发现。因此，隐性梅毒要引起老年人的高度重视，加强预防，一旦出现，及早诊治。事实上，绝大多数性病是可以预防和治疗的。

（汤恭锋）

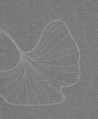

六、老年人心血管系统问题

62. 血压高一点没问题吗

很多人认为随着年龄的增长血压也会增高，所以岁数大了血压高一点属于正常现象。对于这种现象，我们首先要知道什么情况下属于高血压？根据数值，血压分为正常血压、正常高值血压和高血压。在我国，正常血压为收缩压 < 130mmHg/舒张压 <80mmHg；正常高值血压为收缩压 130~139mmHg，舒张压 85~89mmHg。我国相关高血压指南指出，18 岁以上成人非同日 3 次测量收缩压≥140mmHg 和/或舒张压≥90mmHg 就是高血压，注意这里只规定了年龄下限，没有规定年龄上限，所以我国居民只要年龄超过 18 岁且血压符合上述标准就可以诊断为高血压了。

需要指出的是，血压水平在 130~139/85~89mmHg 者，虽然尚不能诊断为高血压，但也不是完全正常的血压，这类人群 10 年后出现心血管疾病的风险比血压水平在 110/75mmHg 的人群增加一倍以上。既往研究显示，血压水平在 130~139/85~89mmHg 的中年人群，10 年后 64% 的人成为高血压患者。所以，此类人群应开始注意改善生活方式，减少饮食中的钠盐量，增加运动，减轻体重，戒烟限酒等，防止出现高血压及相关心脑血管疾病。

总之，老年人血压水平超过正常值虽然常见，但并不是正常的，仍需要引起重视，及时就诊，在医生的指导下进行治疗。

63. 在日常生活中如何自我监测血压

目前建议老年人选用符合国家标准的上臂式电子血压计自我监测血压。在测量血压之前，老年人应安静休息 20~30 分钟再开始测试，并且在测量前不要有运动、情绪激动、吸烟、饮酒、喝茶、喝咖啡等；取坐位，双腿下垂，双脚自然放平，测量位置与心脏位置高度相同；首次测量要左、右上臂都测量，选择高的一侧进行监测。测量过程分为以下几步。

（1）初始阶段：初次诊断高血压或初始自我监测血压者，早（6：00—9：00）、晚（18：00—21：00）各测 1 次坐位血压，每次测量 2~3 遍，连续自测 7 天。

（2）治疗阶段：血压稳定且达标者则每周自测 1~2 天；若血压不稳定或未达标，则增加次数，每日 2 次或每周数天。

（3）随访阶段：若高血压已控制，应每周测 1~2 天，早、晚各 1 次；若发生头晕、头痛，可随时监测；一定要做好记录，及时定期就医。

64. 血压高，但没有感觉到不舒服，可以不服药吗

没有症状不服药这种做法是错误的。高血压是一种慢性心血管疾病，是冠心病的独立危险因素，冠心病的发病率和死亡率都会随着血压水平的升高而增加；同时，高血压也和脑卒中密切相关。高血压最大的临床特点就是症状的隐匿性，相当多的患者发病后并无明显症状。一旦确诊为高血压，特别是老年高血压，不论有无临床症状，都要长期坚持降压治疗，不可将有无症状作为是否服药的依据。

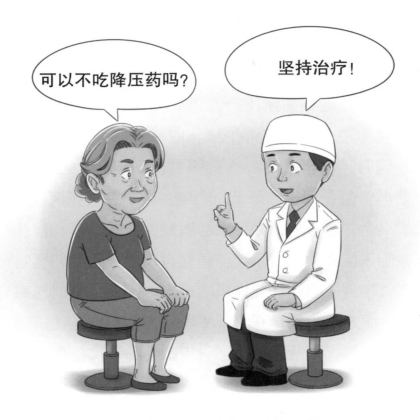

65. 长期服用降压药，需要经常更换吗

经常有高血压患者问："服药几年了，我会不会耐药了，是不是该换药了？"一般来说，病情平稳的高血压患者长时间服用同一种降压药，不会产生依赖性和耐药性，继续服用即可；更换药物起效需要一定时间，而且更换药物时也有可能会出现血压波动幅度过大，反而加重了对靶器官的损害，情况严重者还有可能出现相应的并发症。高血压患者不能自行停药或者更换药物，如果在服药期间出现明显的不适症状，建议及时就医。目前，降压药种类繁多，具体服用哪种效果更好，需要由专科医生根据患者的具体情况做出选择。

66. 出现收缩压高、舒张压低，而且两者差距大，有危险吗

这种现象在老年高血压患者中比较常见，主要是因为动脉硬化导致血管弹性变差，血管扩张和收缩受限，发生收缩压高、舒张压低；同时，老年人的心脏瓣膜易出现退化，当心脏主动脉瓣关闭不全时，舒张压也会降低。心脏主要是在舒张期供血，舒张压越低时如果合并冠心病，会加重心肌缺血。收缩压和舒张压的差值即脉压，脉压值越大，提示动脉硬化越严重，发生靶器官损害、痴呆、心血管事件、心血管死亡风险越高。因此，高血压患者控制血压要谨慎，服药从小剂量开始，平稳降血压，要兼顾舒张压、收缩压，目标血压可以有所放宽，同时控制动脉硬化，及时就医。

67. 降压治疗后血压正常了，是否可以停药

高血压是一种慢性心血管疾病，患者需要长期服药。血压正常后，大多数患者依然需要继续服药，如果不服药治疗或者治疗不规范，血压会长时间升高或者急剧升高，可能会导致脑卒中、心力衰竭、心肌梗死、尿毒症及主动脉血管破裂等心血管不良事件，从而造成残疾、死亡等严重后果。

当然也有例外，下列几种情况也可以考虑减少或停用降压药。

（1）如果患者既往血压升高有明显的诱因，如工作压力大、精神紧张、大量饮酒、高盐饮食、肥胖等，在纠正了这些不利因素之后，血压可能会有所下降。

（2）高血压患者合并冠心病、心肌梗死后血压可能会降至正常，此时可能需要停用或者更换原来的降压药。

（3）血压还会受到季节的影响，冬季天气寒冷时，血管收缩，血压往往会明显升高，这也可能是心脑血管疾病在冬、春季发病率增高的因素之一；而到了炎热的夏季，血管扩张，血压常会有所降低。因此，在季节变换时，高血压患者更应注意监测自己的血压，夏季血压明显降低时可酌情减少降压药的剂量或数量。

需要强调的是，以上情况多见于高血压 1 级患者，此类人群在降压药减量或者停用后一定要经常测量血压，如果血压又回升，仍需要继续服药。

68. 服用降压药，是早上好还是晚上好，是饭前好还是饭后好

这个貌似简单的问题，其实并不简单。想知道什么时候服用降压药最好，首先要了解人体血压变化的生物节律。正常情况下，人们清晨醒来时血压呈持续上升趋势，上午 6:00—10:00 达高峰；然后逐渐下降，到下午 16:00—18:00 再次升高；随着夜幕降临，血压再次降低，入睡后呈持续下降趋势，凌晨 2:00—4:00 最低。所以，长效降压药适宜清晨空腹服用，每日服用 1 次。中效或短效药，每日服用 2~3 次，最好能根据血压的变化规律选择服药时间。但个别患者的血压是晚上不降反而升高的，这样的人可以在睡前服药。

降压药到底应该餐前还是饭后服用？一般来说，多数降压药物不受食物影响，餐前、餐后都可以；个别药物需要餐后服用，

如盐酸贝尼地平，而卡托普利则需要餐前 1 小时服用。这要依据降压药种类而定。

老年人血压突然升高可能与情绪、一般状况有关，也可能与身体的疾病状况和忘记服药有关。老年人出现失眠、情绪激动、运动过度及吸烟、饮酒等都可能导致血压明显升高。老年人出现感冒、发热、腹痛、恶心、呕吐等呼吸系统和消化系统疾病时，也会发生血压升高。所以，老年人在日常生活中，保持规律且良好的生活方式，保持良好的情绪，戒烟、戒酒，进行适当的运动，坚持规律服药，注意原发病的治疗，可以降低心脑血管疾病的发生风险。

69. 体检时超声检查报告老年退行性心脏瓣膜改变，应该怎么办

老年人经常在体检报告中看到老年退行性心脏瓣膜病，建议到心内科就诊。那么，这种病到底需不需要治疗呢？首先，老年性心脏瓣膜病起病大多比较隐匿，发病过程也比较缓慢；其次，心脏瓣膜狭窄和瓣膜关闭不全程度多为轻度，大多数患者没有明显的临床症状，甚至终身呈亚临床型，在不影响正常生活的情况下不需要治疗，定期复查即可。但对于中重度患者，若影响了日常生活，出现呼吸困难、心悸、乏力等不适，甚至心力衰竭、心绞痛、心律失常、晕厥等情况，就需要及时就医诊治。

70. 出现心脏"早搏"有危险吗

心脏"早搏"是指心脏在正常窦房结规律跳动之外，由于心

房或心室存在异位起搏点，发放异常的电信号，让心脏出现提前跳动，医学术语为期前收缩。期前收缩分为生理性和病理性 2 大类，生理性大多为良性，多不需要治疗，如果症状明显，则考虑药物治疗；对于病理性期前收缩，建议患者根据病情进行药物治疗或介入治疗。

71. 血脂高都需要治疗吗

一般来说，体检报告或者化验单上的血脂指标有总胆固醇（TC）、甘油三酯（TG）、低密度脂蛋白胆固醇（LDL-C）和高密度脂蛋白胆固醇（HDL-C），其中前 3 项是目前被认为有害的。需要注意的是，并不是所有的血脂增高都需要治疗，需要由专科医生根据患者的具体情况来综合判断是否需要治疗而不是患者自行决定。

72. 心绞痛发作，应该怎么应急

老年人心绞痛发作，首先要立即含服（舌下含化）硝酸甘油或者速效救心丸，缓解症状；其次要立即休息，即使在活动或者运动中，也要立即停下，立即休息可以减少心肌的耗氧量，缓解症状。心绞痛症状缓解后，老年人平时要长期规律行冠心病二级预防治疗措施，以预防心绞痛进一步加重和心肌梗死的发生。对于药物治疗无效或者病情不稳定的患者，建议行冠状动脉造影检查，以明确狭窄的部位和程度；符合条件的患者应行冠状动脉介入治疗，以尽早恢复心脏的血供。

73. 发生急性心肌梗死，药物治疗可行吗

很多老年人认为自己年龄大了，做手术不安全，风险高，还是药物治疗安全。急性心肌梗死是冠心病的严重类型，致残率和致死率均较高，高龄患者尤甚；而目前全球公认的最有效的治疗急性心肌梗死的方法是急诊经皮冠脉介入术（PCI），俗称做支架，其比药物治疗可以更有效地降低并发症风险和致残率、致死率，并提高患者的生活质量。虽然高龄患者存在诸多风险，但年龄不是禁忌证，对于符合手术条件的高龄患者，介入手术是最有效的治疗措施。

74. 长期服用阿司匹林安全吗

老年人服用阿司匹林没有好坏之分，只有对不对症。如果患者有动脉粥样硬化或者心脑血管疾病风险，在排除禁忌证的前提下可以在医生的指导下应用阿司匹林，可以起到抗动脉粥样硬化作用，以降低冠心病和脑血管疾病的发生风险。对于明确患有动脉粥样硬化性心血管疾病（ASCVD）的患者，如急性冠脉综合征、稳定型冠心病、血供重建术后、缺血性心肌病、缺血性脑卒中和短暂性脑缺血发作、外周动脉粥样硬化病（颈动脉、下肢动脉、肾动脉等狭窄）等，建议使用阿司匹林作为二级预防用药。如果阿司匹林只作为一级预防心脑血管疾病的预防用药，不建议年龄较大的患者长期服用。任何药物均存在不同程度的不良反应，患者在服药过程中应注意观察，一旦出现不良反应，应及时就医。

75. 经皮冠脉介入术后还能锻炼吗

很多人对经皮冠脉介入术后植入的心脏支架（医学上称冠状动脉支架）有误解，认为做完冠状动脉支架术后就得静养，运动可能会使支架掉落。这种想法是错误的，做经皮冠脉介入术的目的就是提高生活质量，使患者回归社会，降低致残率和致死率。患者在植入心脏支架后通过完整的专业评估并制订药物、运动、戒烟、营养、心理五大处方（也就是我们常说的心脏康复），可以缓解症状，提高日常生活能力，改善生活质量，预防心血管疾病的再发生。心脏康复分为 3 个阶段：Ⅰ期为住院期心脏康复，Ⅱ期为门诊心脏康复，Ⅲ期为社区/居家心脏康复。其核心是运动处方，所以患者是可以锻炼的。

76. 如何进行居家心脏康复

居家康复是心脏康复的Ⅲ期，按照心脏康复专家制订的运动处方，患者居家进行心脏康复运动训练时要循序渐进，采取适合自己的有氧运动方式，包括快走、慢跑、跳健身操或者弹力带操、做瑜伽、骑自行车、练八段锦、做拍手操、做有氧操等，要掌握好运动强度和运动时间，不能进行太剧烈的运动，否则会对身体造成损伤，甚至加重病情，但也不能做太轻松的运动，那样达不到锻炼效果。简便判断运动强度的方法有 2 种。

（1）心率法：以 220 减去年龄为最大心率，再将最大心率乘以 50%～70%，得出的心率就是适宜的运动心率，运动时心率保持在该范围内就可以了。如年龄 70 岁，最大心率为 220-70 =

150（次/分），150×50% 或 150×70% 得出适宜的运动心率为 75~105 次/分。

（2）主观感受法：运动结束时，自身略感疲劳，稍微出汗即可；如果第二天感觉浑身酸痛，提示运动强度过高，需要降低运动强度。

高龄老年人多采取间歇的低运动量到中等运动量的方法。建议患者每日运动 30~60 分钟，不宜超过 60 分钟，每周至少运动 3 次，运动时间可以根据具体情况相对缩短或延长。

高龄老年人的心脏康复要在专业医生的指导下开展，最好有人陪伴，如果患者有任何异常感觉，如胸闷、胸痛、呼吸困难等，应立即停止运动，若休息后不能缓解，应尽快就医。同时，在规范化的药物治疗下，医生还要关注老年人的认知、营养、戒烟、心理和睡眠，要求患者定期返回复查，并按照新的心脏康复方案进行下一步的康复。

（罗智　卢昭来）

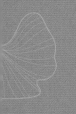

七、老年人口腔问题

77. 牙痛都是上火引起的吗

很多老年人认为牙痛是上火引起的,但往往吃了很多去火药仍无法镇痛,所以牙痛不一定都是上火引起的。如果老年人出现牙龈糜烂或口臭,近期吃过辛辣刺激的食物,或者经常熬夜,导致身体抵抗力降低,那么这种牙痛就是由上火导致的。但多数牙痛是由牙病引起的。引起牙痛的牙病主要包括龋齿、牙髓炎、牙周炎等。龋齿的特点是发病率高,是口腔的常见病,牙齿内因龋齿导致的疼痛不是由上火导致的,过深的龋坏会引起牙齿进食冷热食物时发生一过性疼痛,而龋齿导致牙髓炎时常表现为自发性疼痛,夜间加重,吃去火药是没有任何作用的,必须及早到医院就诊。

78. 口臭怎么办

进食味道较大的食物(如洋葱、大蒜等)引起的口臭,可通过用漱口水漱口、嚼口香糖来缓解。长时间口臭多是由口腔疾病引起的,占口臭原因的90%。牙周炎是引起口臭的重要原因之一,表现为牙龈红肿,牙齿松动甚至脱落。另外,龋齿,口内不良修复体等导致食物残留,厌氧菌大量繁殖,均会引起口臭。如果老年人出现上述情况,建议尽快到口腔科就诊。老年人日常要加强口腔清洁,早晚刷牙,饭后漱口,每次刷牙至少3分钟,还要学会使用牙线或者牙缝刷清洁牙间隙。定期的口腔检查很关键，患者可以早发现、早治疗。除了口腔因素，肺部或胃肠道疾病也会引起口臭，建议患者到相应科室就诊。

79. 牙齿松动怎么办

要解决老年人牙齿松动的问题，首先得看引起牙齿松动的原因是什么。通常引起牙齿松动有两大原因，一个是创伤，一个是炎症。如果牙齿松动是由创伤引起的，如外伤，患者必须尽快到口腔科进行检查，必要时行松牙固定术。如果是由炎症引起的，先要消除炎症，如因牙神经感染引起的牙齿松动，要及时进行根管治疗，如因牙周炎引起的牙齿松动，要进行完善的牙周洁治和龈下刮治，在炎症消除后再来评估牙齿松动的程度，如果有必要，可以行松动牙的固定。如果口腔科医生判定松动牙无法保留，则要尽早拔除，并进行修复治疗。

80. 为什么有些牙齿咬硬物时会感觉酸痛

老年人牙齿咬东西酸痛，可能是出现了牙本质过敏，或者牙齿出现了龋坏。

（1）牙本质过敏表现为牙齿颌面出现凹陷形的釉质缺损，但并不是龋坏，局部牙齿的颜色没有发生变化，只是接触到酸的食物或者咬硬物时出现酸痛，可能与常年有进食硬物习惯或者有夜间磨牙的病史或者平时咬合紧有关，可以用脱敏牙膏来进行处理，并改变进食硬物习惯，必要时可以到口腔科进行药物或激光脱敏治疗，夜间磨牙严重者可以通过颌垫进行保护。

（2）牙齿咬东西出现酸痛也有可能是发生了龋坏，牙体组织会有缺损，局部牙齿颜色变黑，进食时会有食物残渣嵌入缺损，导致酸痛。这种情况患者一定要及时去口腔科进行早期治疗，避免细菌感染牙髓。

81. 口腔里无法保留的患牙拔除后，不影响进食，还用镶牙吗

对于老年人，如果是智齿或是多生牙，拔除后不需要镶牙；如果是正常位置上的牙，拔除后需要镶牙。牙拔除后，牙槽骨会出现生理性吸收，如果长时间不镶牙，将来想种植义齿（又称种植牙）或镶牙时可能会出现骨量不足，影响镶牙效果。长时间缺牙会导致咀嚼效率降低，两侧牙往缺牙区倾斜或者对颌牙伸长，导致没有修复空间，增加修复难度。所以拔牙后患者要及时镶牙，既能帮助恢复咀嚼功能，也能恢复整体美观。

82. 镶牙前要做哪些准备

老年人镶牙前要做好以下几点。

（1）将龋齿及时充填，有牙周炎者及时进行牙周治疗，拔除不能保留的牙根、松动牙，去除可能影响义齿就位的骨突、骨尖等。

（2）尽量保留有价值的残根、残冠，避免牙槽骨过度吸收，保持牙槽嵴的宽度和高度，有利于增加义齿的稳定性。

（3）镶牙的时间应在拔牙后的 3 个月。

83. 镶牙（修复）方法应该如何选择

牙齿拔除后，老年人可以选择活动义齿修复、固定义齿修复和种植义齿修复。

（1）活动义齿：就是可以摘戴的义齿，利用真牙和黏膜固位。

1）优点：价格低，修复方便。

2）缺点：戴起来异物感强并影响发音，且咀嚼效率低，如果清洁不佳，易导致邻牙龋坏或引起牙龈组织萎缩。

（2）固定义齿：没有卡环和基托，一般在 3 个或者以上，利用良好的牙根或缺失部位两端的正常牙固位。

1）优点：外形逼真、坚固。

2）缺点：需要把缺牙两边的正常牙磨小，起固位作用，导致因为修复一颗牙齿需要以牺牲周围至少 2 颗健康牙作为代价，还容易造成基牙龋坏和发炎，严重者会发生颌骨骨髓炎、皮肤瘘管，造成不可逆的损害。

（3）种植义齿：被称为人类的第三副牙齿，是一种将种植材料埋植到牙槽骨内，再在种植体上做牙冠的修复方法。

1）优点：不用磨损健康牙齿，形态逼真，使用更美观舒适，稳固牢靠，无异物感，不影响发音，既可以免于活动义齿清洗维护的麻烦，又不需要像固定义齿那样磨伤邻牙，更能媲美真牙的咀嚼功能和美观程度。

2）缺点：价格高昂。

84. 我都 70 岁了，还能种植义齿吗

高龄不是种植义齿的禁忌证，种植手术的时间短、创伤小，

只要患者的全身和口腔局部条件允许，就可以种植义齿。老年人种植义齿（种植牙）与其他年龄阶段人群在条件上没有什么不同，主要是考量牙槽骨的条件，即宽度、高度、厚度是否足以容纳种植体，并保证种植体行使正常的功能。当然，老年人如果有一些其他严重的全身性疾病，如不稳定型心绞痛、近期发作的心肌梗死、脑梗死、脑出血等，在此阶段不适宜种植义齿。如果老年人患有全身性出血性疾病或者严重贫血，也建议把这些全身性疾病控制到一个可以接受的稳定状态后再实施手术。种植义齿后，老年人要加强口腔卫生的维护，以提高种植义齿的成功率和延长使用时间。

85. 活动义齿需要定期更换吗

活动义齿一般在 5~8 年更换，但要根据个人具体的使用情况做决定。如果在佩戴义齿后老年人经常咀嚼偏硬的食物，可能会使义齿的材质磨损，使用时间也会受到影响，咀嚼效率也会降低。在日常生活中，老年人一定要注意口腔卫生和义齿的保养工作，养成良好的刷牙习惯，如早、晚刷牙或者饭后漱口并将义齿及时摘下清洗。此外，牙齿拔除后牙槽骨也会出现持续性缓慢的生理性吸收，5~8 年后牙槽嵴会与活动义齿尤其是全口义齿间出现明显间隙，容易聚集食物残渣和细菌，影响活动义齿的密合度和全口义齿的吸附牢固程度。

86. 反复患口腔溃疡怎么办

口腔溃疡是一种口腔黏膜损伤性疾病，也可能是全身性疾病在口腔的表现。复发性口腔溃疡是一种自愈性疾病，通常不需要进行特殊治疗，患病部位会出现疼痛、红肿等，且会随着时间逐渐自愈，老年人可以尝试以下几种方式缓解症状。

（1）饮食调节：维生素、铁、锌等营养物质缺乏，是导致口腔溃疡形成的重要原因。患者可通过摄入海带、香菇，以及各种新鲜的水果、蔬菜等，补充体内的营养物质，促进溃疡的愈合，降低口腔溃疡复发概率。

（2）体育锻炼：机体免疫力降低属于诱发口腔溃疡的原因之一，患者可通过增加体育锻炼，增强体质，促进疾病愈合。

（3）药物治疗：严重疼痛的患者可以遵医嘱局部外用利多卡因凝胶等镇痛，或者使用西瓜霜、康复新液等促进溃疡面愈合。

除此之外，精神紧张、严重焦虑、进食较硬或者辛辣刺激的食物等，也可能会影响口腔溃疡的恢复。患者在日常生活中应保持良好的作息，可以考虑更换软毛牙刷和性质温和的牙膏，及时排解不良情绪，清淡饮食，促进口腔溃疡的恢复。如果溃疡长时间不愈合，患者应及时到正规医院进行检查和治疗。

87. 如何改善口腔健康

一口健康的牙齿对老年人很重要，改善自己的口腔健康，要做到以下几点。

（1）购买质量好的软毛牙刷，尽量选用小头牙刷，避免使用刷毛过硬的牙刷，这样会造成牙齿磨损，做到早、晚刷牙，饭后漱口。

（2）要学会正确使用牙线和牙缝刷，这样有助于清除牙齿间不容易清洁的食物残渣和软垢，应避免使用牙签。

（3）多喝白开水，少喝碳酸饮料，也要限制含糖食物和饮料的摄入，其内的糖会转化为口腔中的酸，从而腐蚀牙齿。

（4）不吸烟或者减少吸烟。

（5）不吃过硬或者过热及刺激性强的食物。

（6）定期进行口腔检查，每年至少一次。

88. 预防龋齿，日常应该怎么做

龋齿的形成与口腔残留的细菌、饮食习惯、形成的时间及牙齿的结构密切相关，老年人预防龋齿的方法常见以下几种。

（1）保持口腔清洁，及时清除口腔中的细菌，通过刷牙、牙线或牙缝刷将残留在牙面及牙间隙的食物残渣清除，做到认真有效的刷牙，保证牙齿的每一个面都刷到。

（2）使用含氟的牙膏刷牙，氟化物可抑制细菌的生长、繁殖和代谢，因此氟化物能增加牙齿釉质的硬度，起到预防龋齿的作用。

（3）定期进行口腔检查，至少一年一次，做到龋齿的早发现、早治疗，避免细菌感染牙髓，造成不可逆的损伤。

89. 如何自我判断是否有牙周病

据统计，我国牙周病的患病率已达85%以上，这需要大家给予重视。老年人想判断自己是否患有牙周病，首先要明白牙周病有什么样的表现。

（1）初期：出现牙龈炎，主要表现为牙龈红肿、出血。很多人会误以为这是"上火"导致的牙龈出血、红肿。

（2）中期：出现牙周袋、口臭、感染现象。

（3）中晚期：牙槽骨吸收，患牙松动。

（4）晚期：牙槽骨流失，牙齿脱落。

牙齿和牙槽骨的损伤是不可逆的，因此预防牙周病非常重要。当牙槽骨吸收，牙齿松动或者脱落时，医学上还无法让牙槽骨和牙齿重新长好，只能借助人工材料做一定程度的修复。

所以，对于牙周病，重在预防和控制。虽然牙齿脱落后患者可以进行义齿修复，但各类义齿的咀嚼效率都比不上真牙。所以建议大家重视口腔问题，定期做口腔检查，并且定期洁牙，发现牙周问题及时进行治疗。

90. 口腔里的残根残冠不痛，需要治疗吗

口腔里的残根、残冠虽然不痛，但很容易造成食物嵌塞，清理不及时就会发生细菌繁殖，导致口臭，引发牙髓、牙周等的感染性疾病，严重时会造成颌骨骨髓炎。边缘锐利的残根、残冠还会与口腔黏膜反复摩擦，造成反复发作的创伤性溃疡，甚至恶变。所以对于有保留价值的残根、残冠，应尽早进行修复；无法保留的牙齿应及早拔除后安装义齿，恢复咬合关系。

91. 下巴掉了（下颌关节脱位）怎么办，怎么预防

下颌关节脱位表现为闭口受限，患者应尽快到医院就诊，行手法复位，延误的时间越长，肌肉越僵直，会增加复位的难度。

多数下颌关节脱位在缓解患者的紧张情绪后或者局部按摩咬肌和颞肌后便可以复位。如果患者过于紧张，可在局部麻醉或者全身麻醉下行手法复位术，成功复位后，患者后期要注意避免开口大笑和咀嚼过硬的食物，避免再次脱位。

（杲飞）

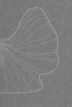

八、老年人眼耳鼻喉问题

92. 什么是白内障，应该如何治疗，手术前后有哪些注意事项

眼球内有一重要的结构——晶状体，它在正常情况下是透明和富有弹性的。晶状体就像照相机的镜头一样，通过聚光作用能使人清楚地看远、看近。如果晶状体出现混浊，甚至影响视力，即称为白内障。对于白内障患者来说，药物治疗效果不佳，严重影响视力时要考虑手术治疗。一般情况下，白内障患者视力下降到矫正视力低于 0.3，或者矫正视力未低于 0.3 但影响了本人的工作和生活，就需要考虑手术治疗了。

白内障患者术前、术后有哪些注意事项？白内障患者在手术前 3 天应按医嘱使用抗生素滴眼液；手术前一天最好洗澡，保持头面部清洁。进入手术室前患者要尽量排空大小便，不要戴隐形眼镜，不要在眼部化妆；穿舒适、易于穿脱的衣服进入手术室，不能穿高领的衣服，以免影响局部消毒和顺畅呼吸。白内障患者术后要静养休息，避免剧烈运动；避免打喷嚏、咳嗽及揉眼睛，更不能有污秽物进入眼睛；术后多吃蔬菜和水果，保持大便通畅；忌烟酒、浓茶、咖啡，短期内少吃或者不吃海鲜和辛辣刺激的食物；术后第二天按医生的安排进行换药复查，并按医嘱滴用滴眼液。如果患者术后很快出现眼部剧烈疼痛或者头部疼痛、恶心、呕吐、视力突然丧失等异常症状，应及时到急诊进行检查和治疗。

93. 什么是青光眼，有什么症状，有什么注意事项

正常人的眼球内是有一定压力的，通俗来讲，青光眼就是眼球内压力高于正常水平，导致压迫视神经，影响了眼球的视功能的一组疾病。青光眼急性发作时会引起眼睛酸胀疼痛、头痛、恶心、呕吐、虹视、视力急剧下降及视物模糊。当然，有些类型的青光眼发病缓慢，症状轻微，患者早期自觉症状不明显，中晚期发生眼睛酸胀、视野缺损、视物模糊等。

老年人得了青光眼后，在日常生活中需要注意些什么？一旦患了青光眼，除了定期到医院进行系统的检查和有效的治疗外，患者在日常生活中有许多方面值得注意。

（1）保持情绪稳定，心态平和，勿过喜过悲，遇到不顺心的事要冷静对待，千万不可着急或者生气，无数病例证明，着急和生气会导致眼内压急剧升高，如果得不到及时治疗，可能在数小时后失明。

（2）控制饮水量，每次不超过 300ml，防止一次饮水过多，导致房水增多而使眼内压升高。

（3）看书、写字、玩电脑等保持在 20～30 分钟，休息 10 分钟后可再继续。要戴适合自己的眼镜，这样可以使视觉清晰而减少眼疲劳。

（4）室内灯光要保持明亮，尽量不在黑暗处停留，不戴墨镜，因为在暗光下瞳孔会生理性散大，影响房水的排出，引起眼内压升高。

（5）饮食以清淡为主，食量达到八成饱，适当吃些蔬菜和水果，保持大便通畅，防治便秘。

（6）每日生活要规律，适当地进行运动，保持 7 小时以上的睡眠，睡前 1 小时勿饮浓茶或咖啡，以免影响睡眠。

（7）避免较长时间低头干活，睡觉时枕头稍高一些，以防头部充血而引起眼内压升高。

（8）禁止吸烟，以防烟草烟雾中的尼古丁引起视网膜血管痉挛而加重视神经的缺血性损害，不饮酒或少饮酒，少吃或不吃辛辣刺激的食物。

（9）谨遵医嘱，切勿擅自停药。

94. 眼睛干涩、易疲劳是怎么回事

日常生活中，老年人可能会出现以下一些情况，如眼红、有烧灼感、干涩，易出现眼疲劳；有时可能觉得眼皮内有沙粒样感觉，遇到烟雾易流泪，或者迎风流泪，尤其是在长时间用眼（常见于使用电脑）后症状加重。如果出现以上症状，那很可能是患上了眼干燥症。这是一种由基础泪液分泌减少或者泪液成分不稳定引起的角膜结膜干燥症。另外，老年人易患的睑板腺功能障碍也容易伴随眼干燥症的症状。眼干燥症目前还无法根治，临床上大多采用人工泪液缓解症状。人工泪液有水剂和凝胶两种剂型，患者症状轻重不同，使用的人工泪液也不相同。一般情况下，患者需要长期用药，故建议使用不含防腐剂的人工泪液；而人工泪液一旦停用，患者的症状往往又会复发。保持良好的工作和生活习惯是预防眼干燥症的有效手段。老年人在日常生活中首先要避免长时间用眼，经常休息，如连续用眼 1 小时后休息 5~10 分钟，休息时可以看看远处或做眼保健操。老年人要注意饮食调理，应多吃新鲜的水果、蔬菜等。

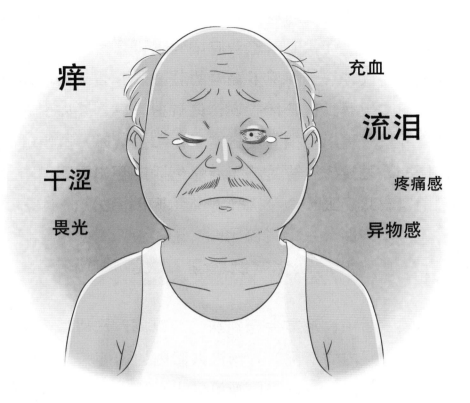

痒　　　充血

流泪

干涩　　疼痛感

畏光　　异物感

95. 玻璃体混浊应该如何处理

　　玻璃体混浊是老年人常见的眼科疾病。玻璃体位于晶状体和视网膜之间，是人眼的一个重要组成部分。正常的晶状体呈透明胶冻状，随着年龄的增长，玻璃体发生液化、胶原纤维凝聚和玻璃体后脱离，而玻璃体混浊是玻璃体的不透明状态。玻璃体混浊最常见的诱因是玻璃体后脱离。当玻璃体膜与视网膜后极部和视神经盘分离时，即形成玻璃体后脱离，玻璃体后脱离最常见的原因是老龄化导致玻璃体中透明质酸丢失和胶原纤维浓缩。玻璃体后脱离也可出现在年轻人中，这些人大部分是高度近视者或者在眼部创伤后。

玻璃体混浊最常见的症状为眼前黑影飘动和不同程度的视觉障碍。当出现以上症状时，患者应该到眼科就诊，排除其他眼病后听取医生建议，一般情况下轻度的玻璃体混浊或玻璃体后脱离对患者的正常生活没有任何影响，只有当玻璃体混浊引起飞蚊症持续存在并且严重影响视力及日常工作和生活时，应当采取适当的治疗措施。玻璃体混浊的药物治疗包括口服卵磷脂络合碘片和眼部滴用氨碘肽滴眼液；症状严重者可考虑行玻璃体消融术。

96. 异物、热油滴或化学制剂溅入眼睛，应该怎么办

在日常生活中，经常会遇到灰尘、煤屑、铁屑、毛发、谷壳及沙粒等进入眼内的情况，异物进入眼内的速度较慢时会粘附在结膜或者角膜表面，速度较快则可进入结膜下或者嵌入角膜内，甚至穿透角膜进入眼球内部。此类情况发生时切忌揉眼，因为揉眼会对眼表结构造成进一步的损伤，患者一定要第一时间到医院就诊，医生利用显微镜可以观察伤情的严重程度，并采取合理的治疗方式。

如果发生热油滴、沸水、火焰等进入眼内，则会引起较严重的眼部热灼伤，这种情况应迅速用清水冲洗伤眼，降低伤处温度，注意勿揉搓和按压眼球。简单进行应急处理后患者要迅速到眼科就诊。

对于消毒剂、酒精、洗涤剂等化学物质溅入眼内的情况，不同种类和浓度的酸碱物质，可引起眼内不同程度的刺激症状，如刺痛、畏光、流泪及睁眼困难，视力也会有不同程度的下降。一

且发生眼化学伤，应争分夺秒地进行急救，现场冲洗是最重要的，方法是用大量清水冲洗结膜囊和眼球表面。自救或互救后患者应去医院检查，眼科医生应用生理盐水进行充分冲洗，而后会针对眼部受伤的严重程度进行相应的处理。

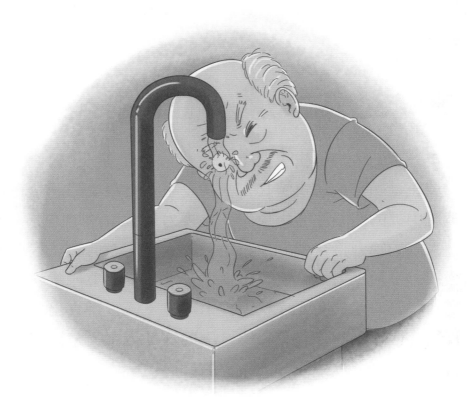

97. 突然发生一过性黑矇是怎么回事

黑矇是急性视力下降的症状，表现为眼睛看到的景象变得很暗，甚至一片漆黑，看不见任何东西。一过性黑矇是指视力丧失只维持很短时间（几分钟或几小时）又完全恢复正常。一过性黑矇常由一过性脑缺血发作、椎基底动脉供血不足、视神经盘水肿、视网膜中央或者分支动脉痉挛等疾病引起。有时偏头痛也可导致一过性黑矇发生。老年人出现一过性黑矇时一定要重视，应注意卧床休息，症状缓解后应尽快到医院就诊，查找病因，医生会根据病因进行相应的治疗。老年人切记不要因为黑矇只持续了很短的时间或者黑矇过后什么症状都没有而忽略了查找病因，耽误了诊治时机。

98. 黄斑是一种疾病吗

老年人看到体检报告上医生写的"眼底黄斑"至医院复诊。那么，黄斑是一种疾病吗？其实，黄斑是人类眼底的一个正常结构，黄斑中央的凹陷称为中央凹，是视力最敏锐的地方。一般情况下，人眼的视力检查就是查黄斑区的视觉能力。黄斑区以外的视网膜视力是极低下的。黄斑出现了异常，临床上通常统称为黄斑病变。黄斑病变的主要症状为视力明显下降，还会出现视物变形、视物变色、眼前暗点等。一旦出现这种情况，建议患者尽快到眼科就诊，做相关检查，然后在专业的医生指导下进行系统治疗。

99. 患有高血压、糖尿病的老年人应该如何保护眼睛

很多患有糖尿病、高血压的老年人知道这两种疾病会导致眼底病变。那么，这种情况下应该怎样保护眼睛呢？

首先，治疗基础疾病很重要。高血压、糖尿病患者要定期到内科进行复诊，监测自己的血压、血糖控制水平。如果血压、血

糖控制不平稳，一定要遵照医嘱规律用药，采取低盐、低糖、低脂饮食，并适当进行体育锻炼。控制好血压、血糖是预防和治疗此类眼底病变的关键。

其次，高血压、糖尿病患者要定期到眼科进行体检，检查眼压、眼底等项目。即使没有眼部症状，老年人也需要每年至少检查一次眼底，让眼科医生来判断眼底是否受到高血压和糖尿病的影响。如果眼底发生问题，就要严格按照医生的指导去治疗，并且缩短检查眼底的周期，改为每 6 个月 1 次或每 3 个月 1 次。

100. 鱼刺卡嗓子里了，应该怎么办

老年人吃鱼时不小心将鱼刺卡在嗓子里了非常常见，应该及时处理。

第一，如果老年人自我感觉卡的鱼刺不大，而且部位较浅，先用力多咳嗽几次。如果鱼刺卡得不紧的话，用力咳嗽的气流可能就会将鱼刺冲出来；如果用力咳嗽的气流不能将鱼刺冲出来，至少鱼刺在气流的作用下会变得松动，然后再多次漱口，有可能将松动的鱼刺吐出来。

第二，老年人也可以把手伸进口腔，压在咽喉部位，刺激呕吐，也有可能把鱼刺吐出。

第三，老年人可以用汤匙压在舌前部，在手电筒的照射下仔细观察口腔深部，如果发现鱼刺，用镊子直接夹出。

第四，如果鱼刺还是不能取出，建议尽快去医院，找专科医生在专用工具的帮助下将鱼刺取出。

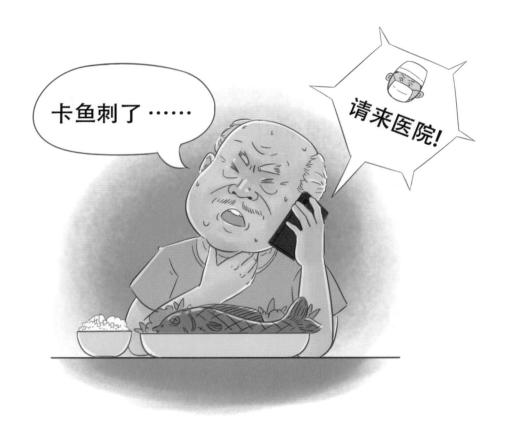

　　民间的一些大口吞饭或者吞馒头把鱼刺吞到肚子里的做法很危险，很有可能会使鱼刺扎得更深；而大口喝醋不但不能软化鱼刺，反而有可能使咽喉部发生化学性灼伤，这些都是不可取的。

101. 春暖花开或者立秋后，鼻子痒得厉害，应该怎么办

　　春暖花开和立秋后这两个时间段是一年中花粉和草粉释放的高峰期，如果老年人在这两个时间段出现鼻子痒得难受，度过之后鼻子痒的症状就消失了，那么很可能是接触了空气中的花粉或者草粉而患上了变应性鼻炎（又称过敏性鼻炎）。首先，患者要

避免再接触导致过敏反应的物质，可以减少外出或者外出时戴口罩来避免接触过敏物质；其次，每日用生理盐水或清水反复冲洗鼻腔，然后通过口服抗过敏药和鼻喷激素进行治疗，鼻喷激素不仅有抗炎作用，更重要的是能迅速缓解鼻痒等过敏症状且不良反应小；最后，老年人可以到正规医院进行脱敏治疗，这种治疗可逐渐使人体对过敏物质耐受，当人体再次接触使自己过敏的物质时，不会再出现鼻痒等过敏反应。

老年人出现过敏症状时一定要及时治疗，控制病程进展。据研究报道，在花粉过敏患者中，1/3 的人会发生特应性哮喘（又称过敏性哮喘），所以有鼻痒症状要积极对待。

102. 这段时间经常流鼻涕、打喷嚏，有人说是感冒，还有人说是过敏性鼻炎，该如何区分

普通感冒与过敏性鼻炎有很多相似症状，如打喷嚏、流鼻涕、眼睛痒、头痛等。从发病部位来看，过敏性鼻炎的病变位于鼻黏膜，普通感冒的受侵部位是鼻和喉；从原因来看，过敏性鼻炎由特异性个体接触变应原也就是过敏物质而引起，普通感冒由呼吸道感染病毒所致。因此，感冒和过敏性鼻炎的结局和应对方法是有根本区别的。

普通感冒与过敏性鼻炎可以这么区分：首先，感冒症状多在1 周左右缓解，但过敏性鼻炎可能会持续 2 周或更久，而且多数患者不会自愈；其次，感冒常伴有咳嗽、发热，也会发生肌肉疼痛，但过敏性鼻炎通常没有这些症状；再次，感冒时流鼻涕，开始时多是清水样的，后期可能为黄色黏稠脓涕，而过敏性鼻炎会

持续流大量清水涕，有时清水涕会从鼻孔滴下来。如果根据这些基本特征还区分不出感冒与过敏性鼻炎，可从症状表现入手。通常，感冒时打喷嚏的次数不多，初期流鼻涕的量也不大，而过敏性鼻炎会连续打喷嚏，流清水涕且不断；感冒会伴长时间的鼻塞，而过敏性鼻炎会感觉鼻腔和咽喉部位特别痒；从多发时段来看，感冒多发生在换季或者寒冷时，而过敏性鼻炎通常在春、秋季发病，但可能持续更长时间，有时是常年性的。

103. 突然发生鼻出血，应该怎么办

鼻出血是耳鼻喉科的急症之一，往往来之较急，在出血时很难找到出血的确切部位。这种突发情况常会使老年人感到措手不及，不知道如何处理。那么，鼻出血是什么原因造成的呢？在遇到这种情况时老年人又该如何处理呢？

除了发生在鼻中隔前下方的鼻出血容易被发现外，鼻腔后部的出血很难找到具体位置。鼻中隔不但血管丰富，而且位置较为显露，易受机械和物理损伤而发生出血，但鼻中隔前下方出血的原因大多以局部因素为主，出血点易寻找，止血效果也较好，很少发生严重出血。而鼻腔后部出血的原因大多以全身因素为主，出血部位不易寻找，有时出现严重出血，前、后鼻孔填塞或结扎血管方能奏效。

鼻出血有很多种原因：①挖鼻孔、天气变化等都可能引起鼻出血；②当鼻腔发炎或过敏时，容易引起鼻黏膜糜烂，鼻黏膜下的血管就会破损，进而引起鼻出血；③鼻部外伤，如鼻中隔穿孔导致鼻出血；④还有些全身性疾病也会引起鼻出血，如血友病、血小板减少性紫癜等；⑤高血压也会引起鼻出血，一般发生在清

晨或活动后，由于出血部位在后鼻道，加上血压很高、血管弹性差，故出血较猛。

很多人应对鼻出血的措施是仰头，但这一做法并不科学。鼻出血仰头可能会使血液倒流，严重时可能呛入气管，引发窒息。正确做法应该是用手捏住鼻翼，稍微低头，用压力把破裂的血管压住而止血。一般压几分钟就能止住，若还是继续出血，建议患者尽早就医。

还有哪些正确处理鼻出血的方法呢？最常见的就是指压止血法：用拇指和示指（即食指）压住双侧鼻翼，张口呼吸 3~5 分钟，一般少量的鼻出血就可以止住了。有条件的家庭可以用冰袋冷敷法：用冰袋冷敷前额、颈部，也可以用冰冻的饮料等代替。如果家里有冰贴，也可以冷敷在鼻腔局部。如果鼻出血仍比较凶猛，可使用填塞止血法，但该方法一般是由专科医生来操作的，如果患者是在家里发生了这种鼻出血，可以用消毒止血棉填塞鼻腔来简单处理一下，不推荐用手纸来填塞。此外，医生可能会根据患者的出血部位、动静脉来源等进行电凝、激光等止血处理。

需要注意的是，这几条建议仅适用于出血量不大的鼻出血，如果遇到鼻腔反复出血或者出血量大的情况，患者一定要及时就医，查找出血原因。

104. 平时喜欢掏耳朵，如果感觉不太对劲，耳朵痛还流水，应该怎么办

首先，掏耳朵的习惯特别不好，很多老年人都习惯自己掏耳朵，有的人用长指甲掏耳朵，有的人用棉签、挖耳勺等工具掏耳朵。其实自己掏耳朵，风险很大！

（1）用力过猛，导致鼓膜穿孔、听力下降，甚至并发中耳炎。

（2）方法不当，可能将耵聍（俗称"耳屎"）推向耳道深部，形成耵聍栓塞，导致听力减退，压迫鼓膜而引起耳鸣、眩晕，而且这种情况可能使患者就诊时清理的难度加大。

（3）用不干净的挖耳勺、长指甲等掏耳朵，易挖出细微的伤口，很容易造成外耳道真菌感染。尤其是有些老年人喜欢去采耳，殊不知这样消毒不正规，极易造成交叉感染。还有一些老年人喜欢掏耳朵后用各种药水滴入耳道，美其名曰杀菌，这样做也会破坏正常的皮肤屏障，从而有可能导致外耳道湿疹，越来越痒，引起其他继发性感染。

（4）共用挖耳工具会传染疾病，如人乳头状瘤病毒（HPV）可能引起外耳道乳头状瘤。

（5）耳屎会越掏越多，经常掏就会分泌得越来越多，而且新分泌的耳屎可能会由原本的片状变为碎屑，降低保护耳朵的能力。

一般来说，耳朵流水可能是以下情况：①外耳道发炎或者外耳道湿疹并发炎症；②中耳炎，急性中耳炎会导致明显的耳朵痛，急性中耳炎伴发鼓膜穿孔后也会有耳朵流水的症状；在慢性中耳炎中，骨疡型中耳炎、胆脂瘤型中耳炎，尤其是病变比较重时，患者会有明显的耳朵痛或者反复流水的情况，而且分泌物会有臭味；③外耳道的肿瘤、中耳的肿瘤也会发生耳朵流水，还有耳朵痛的症状。所以，老年人不能仅从症状来区分到底是炎性病变还是肿瘤，要到医院让医生做相关检查来确诊。

105. 鼻毛长了，鼻子特别痒，能把鼻毛拔掉吗

鼻毛是不能拔的。原因有：①鼻毛是呼吸系统的第一道防

线，能阻挡空气中的灰尘进入呼吸道，起到过滤作用。拔除鼻毛降低了这层防线对灰尘的过滤作用，从而增加了呼吸道疾病的患病风险。②拔鼻毛可能会导致鼻毛囊发炎，继而引起局部红肿、疼痛，在拔的过程中，还有可能会伤到鼻黏膜，使鼻黏膜对细菌的抵抗力降低。③缺少了鼻毛的保护，冷、热空气对鼻黏膜的刺激更直接，加之空气中的微小粒子刺激，更增加了过敏性鼻炎的患病风险。所以，鼻毛不能拔，如果鼻毛长了特别痒，可以适当修剪，但也不要修剪得过短。

106. 耳朵里爬进小虫子，在家怎么处理

在家中如果小虫子爬进耳朵里，会引起当事人强烈的紧张和恐惧感，人们的第一反应可能是用手或者挖耳工具去掏耳朵里的小虫子，因为外耳道比较深且狭窄，挖出小虫子的心情急切，挖耳工具很容易损伤外耳道皮肤，加之爬进去的小虫子受到挖耳工具的惊扰会往里钻，很容易损伤鼓膜，从而导致外耳道皮肤损伤和鼓膜穿孔的严重后果。

此时采取哪些方法才是行之有效的呢？首先不要慌张，用手电筒照射进入小虫子的耳朵，多数小虫子是具有趋光性的，看见灯光往往会往其方向移动，有些小虫子见光之后就会跑出来，这个方法相对简单，同时也不损害耳道。如果此方法无效，可用家中的食用油滴入耳道 3~4 滴，小虫子就会被粘住，同时给小虫子造成了一种缺氧环境，待其在耳道里不动了，可能是因为缺氧而死亡了，这时把耳朵朝下，小虫子的尸体就会随着油流出来，然后清洗一下耳道口就可以了。如果前 2 种方法都不能使小虫子

出来，耳道内滴入 3~4 滴食用油后，当事人应立刻赶去医院，此时不要擅自用任何工具去刺激在耳道里的小虫子，到医院后医生可直接用膝状镊将小虫子夹出来或者用吸引器吸出来。

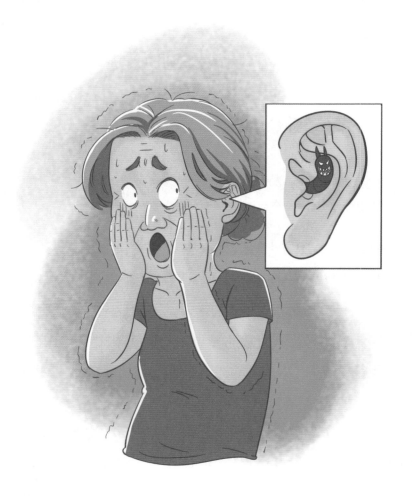

107. 突然一只耳朵听不见了，扯扯耳朵好像好一点，可以不去看医生吗

这种情况很可能是外耳道耵聍栓塞，把外耳道堵住了，到医院取出来就能恢复听力。很多老年人会遇到一只耳朵听力下降的

老年人小病小痛小对策

情况，但觉得没什么大事，这样往往会导致疾病加重。

在日常生活中，除了耵聍栓塞外，容易引起单侧耳聋的因素有：①感冒后出现单侧耳聋，伴有耳闷、自听感过强、耳鸣，可能为分泌性中耳炎；老年人发生持续时间较长的单侧分泌性中耳炎要警惕鼻咽癌；②突然出现的单侧耳聋，听力下降明显，可能伴有耳鸣、眩晕、恶心、呕吐，提示突发性耳聋；③老年性耳聋多为进行性加重性耳聋，且多为双侧，可伴有耳鸣；其他进行性听力下降的情况还包括耳硬化症、听神经瘤、氨基糖苷类药物中毒等；④梅尼埃病患者伴有的耳聋多为间歇性的，伴有反复发作的眩晕、耳鸣，耳聋亦可出现逐渐加重的趋势；⑤伴有耳内流脓多为中耳炎引起。

听力下降有这么多种可能，每一种疾病都不是简单扯扯耳朵就能解决的，所以患者应尽快就医，明确病因，进行对症治疗。

108. 短时间内体重增加明显，晚上睡觉鼾声如雷，有没有在家适用的小妙招

如果老年人在短时间内体重降低或者增加特别明显，应该第一时间就医，因为内分泌系统或者消化系统等多种系统可能会出现病变，绝对不是能用心宽体胖、老来瘦就可以解释的。

那么打呼噜是怎么形成的呢？鼾症俗称打呼噜，夜间肌肉松弛，使得上呼吸道塌陷，当气流通过狭窄的气道时，让周围的组织跟着震颤，发出声音，就是呼噜声。打呼噜主要与睡觉时气道狭窄、肥胖、鼻中隔偏曲等有关，可分为单纯性鼾症和睡眠呼吸暂停，而睡眠呼吸暂停里最常见的就是阻塞性睡眠呼吸暂停低通气综合征（OASHS）。单纯性鼾症一般见于正常人疲劳或饮酒

后。而睡眠呼吸暂停则见于打鼾比较严重的情况，此时鼾声尖锐不规则，打鼾者在睡眠过程中出现张口呼吸甚至呼吸暂停，引起缺氧、被憋醒等不良后果。如果老年患者有上述憋气、呼吸暂停的表现，很可能就是阻塞性睡眠呼吸暂停低通气综合征。

对于题目中的情况，老年人可以先试着在睡衣背后缝个小袋子，睡觉时里面放个网球，这样睡着以后平躺会自然翻身。此类患者最好去医院做睡眠呼吸监测，评估睡眠缺氧的情况，并查一查体重增加的原因和上呼吸道有没有阻塞，还要看看肺部有没有病变。这样综合检查以后就可以根据医生的建议进行治疗啦！如果医生评估鼾症不严重，老年人也没有严重的代谢性疾病，就可以边减重边治疗，如果是比较严重的鼾症，可能就要根据病情辅助使用一些物理通气治疗手段甚至进行手术了。

109. 对于得过耳石症的老年人，有没有自己在家就能处理的方法

良性位置性眩晕又称耳石症，病因目前尚未完全阐明，可能与外伤、病毒性感染及内耳血液循环障碍有关。耳石症的主要症状是平躺时翻身头偏向一侧后或者突然坐起后发生眩晕，时间很短，一般在 1 分钟内就可以恢复正常。眩晕是睁眼时感觉周围房屋、地面在转，闭眼时感觉自己在转，所以需要与头晕相鉴别。

眩晕发作不一定都是耳石症。耳石症可以由患者自己在家中对照症状进行初步诊断。耳石症一般发生在左侧或者右侧，判断方法是平躺，双侧分别判断，先将头由平躺偏向左侧，观察此时是否发生眩晕，如果发生眩晕，待症状平稳半分钟后立刻坐起，

如果此时再次发生眩晕，那么基本上可以诊断为耳石症了，再用相同的方法检查右侧。

耳石症有自愈倾向，很多患者未到医院就医，在家休息一段时间后就慢慢恢复了，但有些患者往往不能顺利康复，会严重影响日常生活和工作，需要到耳鼻喉科进行手法复位治疗。

介绍一个可以在家自行做的手法复位：第一步，找一个高点的枕头；第二步，判断是哪侧的耳石症，检查左侧时先平躺，肩膀刚好置于枕头上，头后仰，然后头向左偏约 90°，如果此时发生眩晕，说明是左侧的耳石症，然后再检查右侧。如果是左侧耳石症，复位时将枕头置于左侧床边，当头摆向左侧时发生眩晕就安静不动，等待约 1 分钟，眩晕可以完全恢复，然后身体取左侧卧位，双腿向床边移动，方便迅速坐起来。相同的道理，如果是右侧耳石症，复位时将枕头置于右侧床边，当头摆向右侧时发生眩晕就安静不动，等待约 1 分钟，眩晕可以完全恢复，然后身体取右侧卧位，双腿向床边移动，方便迅速坐起来。不过，有一种耳石症复位效果不好，就是处于半规管交界嵴顶处的耳石症，通常眼震强度更大、时间更长，这种情况复位效果不佳。

对于老年患者，适当的补钙、低盐和低脂饮食是必要的，因为中枢性眩晕与外周眩晕有时可以合并存在。如果老年人发生了眩晕，就算是以前发作过耳石症，也建议去医院就诊，以免漏诊颅内的中枢神经病变，毕竟耳石症可以自愈，但中枢神经病变发现的早晚会影响预后，在排除了颅内病变的前提下，老年人可以择期去耳鼻喉科就诊。

（李长青　陈冬军）

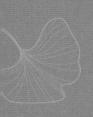

九、老年人内分泌系统问题

110. 血糖高就是糖尿病吗

血糖高不一定是糖尿病。诊断糖尿病有明确的标准，即空腹血糖 >7.0mmol/L，餐后随机血糖 >11.1mmol/L，可诊断为糖尿病。若血糖高于正常值（空腹血糖 3.9~6.1mmol/L），即空腹血糖超过 6.1mmol/L，但又没有达到糖尿病的诊断标准，处于糖尿病前期状态，临床上称为"空腹血糖调节受损"。此时建议患者到正规医院的内分泌科就诊，听取医生的建议，注意控制饮食和体重，监测血糖，部分患者需要完善胰岛功能检查才能确定目前的疾病状态。一部分人群的血糖可以恢复正常，一部分人群可能进展为糖尿病，还有部分人群一直处于糖尿病前期状态，所以是否诊断为糖尿病，首先要了解血糖具体数值，并到专科就诊，才能最终确诊。

111. 糖尿病如何早期自我识别

糖尿病是一种常见病，但如何早期自我识别呢？首先，要看自己是不是糖尿病的高危人群。如果直系亲属有糖尿病患者，就要警惕自己是不是高危人群；看看自己有没有心脑血管疾病病史和家族史；看看自己有没有不健康的生活方式，如摄入过多高热量食物或者活动量少，导致肥胖；女性在怀孕时看看自己有没有血糖异常的病史。除了这些，要重视自己有没有三多一少的症状，如典型的多饮、多食、多尿，不明原因的体重减轻、乏力等；还有一些不典型的症状，如皮肤瘙痒，皮肤破口不容易愈合，经常长疖子或者脓包，以及老年人外阴瘙痒等，都要及时警惕糖尿病的发生风险。再就是年龄，45岁以上的人，都是糖尿病的高风险人群。所以在每年体检时，老年人一定要关注血糖的变化。如果血糖有异常，应及时到内分泌科就诊，获得专业的指导。

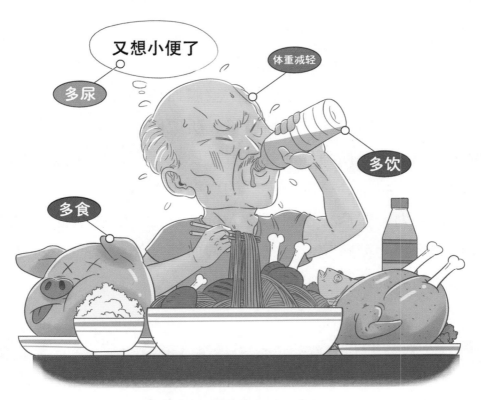

糖尿病患者的三多一少症状

112. 治疗糖尿病的"秘方""偏方"可信吗

答案是不可信。大部分糖尿病目前无法治愈，而干细胞基因治疗糖尿病仍处于研究和临床试验阶段，没有投入治疗。此外，

老年人小病小痛小对策

目前没有证据表明单纯的中药制剂能迅速降低血糖和防止糖尿病的并发症，更不用说某些食物了。生活中有些糖尿病患者很紧张，一天测十几次血糖，生活乐趣全无。其实，糖尿病的治疗要"管得住嘴，迈得开腿"，即控制饮食和运动治疗。

113. 老年人血糖高可怕吗

老年人血糖高并不可怕，但老年人血糖增高时可能会造成一些危害，因此应该给予足够的重视。老年人血糖高可能的危害有以下几方面。

（1）使血液黏稠度增加。

（2）使血管变细、变脆和弹性降低。

（3）使神经细胞内的胆固醇出现堆积，引起循环系统障碍，从而引发末梢神经炎、自主神经紊乱等神经系统疾病。

（4）导致糖代谢紊乱，打破了系统代谢平衡，进而导致脂代谢紊乱，使得整个代谢系统出现问题。

（5）严重的高血糖还会带来其他方面的危害，如导致机体脱水和糖尿病高渗性昏迷，导致电解质紊乱和酸中毒，导致胰岛功能衰竭，引起消瘦。

老年人血糖升高虽然危害很多，但大家不要恐慌，如果体检发现血糖升高，建议到内分泌科就诊，及时获取专业的诊治和建议。

114. 糖尿病患者的血糖降得越低越好吗

糖尿病患者的血糖降得不是越低越好。身体的血糖如果低于正常值，容易发生低血糖。低血糖对人体的危害很大，容易使患者出现心脑血管供氧不足，发生头晕、头痛和面色苍白，严重时还会导致大脑损伤。因此，长期服用降血糖药的糖尿病患者需要定期进行血糖检测，避免出现血糖过低。

115. 什么是低血糖

一般来说，正常人是不会发生低血糖的，因为胰岛素会根据血糖的变化而进行调节。如果正常人的血糖低于 2.8mmol/L，就属于低血糖。对于糖尿病患者，如果血糖低于 3.9mmol/L，

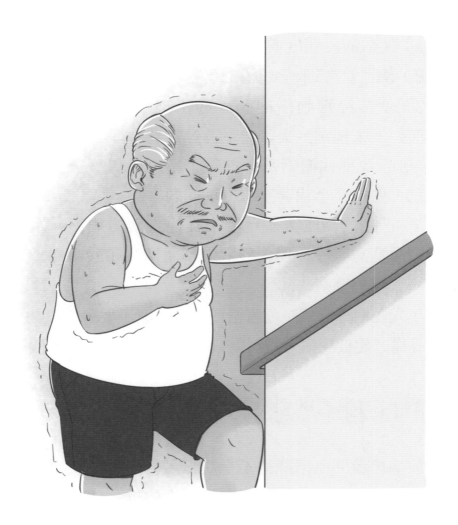

就属于低血糖。低血糖一般会引起心慌、气短、手抖、饥饿感明显等症状，一般进食后都可以改善。如果使用胰岛素和磺脲类药物治疗的话，应该给予重视，尽量避免发生低血糖。有低血糖症状者可以在身边经常备着一些巧克力、糖果等热量充足且容易携带的食物。低血糖患者平时要多注意饮食习惯，吃饭要规律，每次摄入的营养素要平衡，多吃新鲜的水果、蔬菜，不要挑食。如果发生低血糖，要及时纠正，找到原因，进行对应治疗。糖尿病患者发生低血糖时，如果能够马上进餐，包括糕点、糖果甚至饮料，就能快速纠正低血糖；如果不能进餐，严重的低血糖甚至会导致昏迷，应马上送到急诊进行抢救，静脉推注 50% 的葡萄糖，并维持 5%～10% 的葡萄糖静脉滴注，纠正低血糖。

116. 使用胰岛素会成瘾吗

糖尿病患者使用胰岛素不会成瘾。胰岛素由人体胰岛 β 细胞分泌，不经过肝、肾代谢，对肝、肾没有影响，而且不良反应较小，最常见的不良反应是有可能引起过敏或者低血糖。因此，糖尿病患者使用胰岛素不存在成瘾问题。

117. 口服降血糖药会伤肝、肾吗

很多糖尿病患者认为长期口服降血糖药会对肝、肾有影响，这个想法是错误的。现在临床上常用的降血糖药的使用时间均比较长，安全性和有效性是可以肯定的。正规的口服降血糖药对肝、肾并无伤害，但需要在专业医生的指导下使

用。如果糖尿病患者因为其他疾病出现了肾功能下降，可以根据肌酐水平及年龄和体重计算肾小球滤过率，因为口服降血糖药物的说明书会标注当肾小球滤过率低于多少时不允许使用。

118. 老年人患甲状腺功能亢进症有什么特点

老年人的甲状腺功能亢进症有特殊性，与典型的甲状腺功能亢进症不同。虽然检测结果为甲状腺素分泌增多，但老年患者怕热和神经系统的症状并不是太明显。有的老年患者会出现表情冷漠、心情压抑等表现，有的老年患者会以心律失常为最早发的症状。对于老年甲状腺功能亢进症患者，高代谢、眼病、甲状腺肿大等症状往往不明显，但比年轻患者更易产生危象；此外，在心血管、神经精神等方面，老年患者往往不出现兴奋性表现，而是出现抑郁的表现。

119. 体检发现甲状腺结节怎么办

体检发现的大部分甲状腺结节为良性病变，老年人不必过于担心。老年人发现甲状腺结节后需要到内分泌科就诊，完善甲状腺彩色多普勒超声检查和甲状腺功能检查。如果结节为良性病变，建议定期复查；如果有恶性倾向，应进一步完善相关检查，必要时行手术治疗。

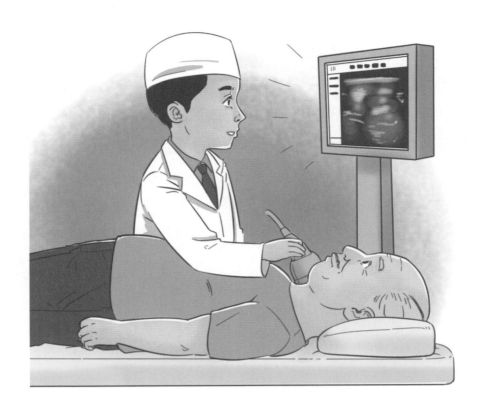

120. 甲状腺结节患者应该注意什么

　　甲状腺结节患者需要定期复查，不同患者复查的期限有所不同。如果是无明显变化的良性甲状腺结节，建议每年复查 1 次；如果怀疑是恶性微小结节，在不进行治疗的时候，建议每 3~6 个月复查 1 次。

121. 急性痛风发作自我能做些什么

　　痛风急性发作时，患者会出现受累关节和周围组织红、肿、热、痛及功能受限的症状，影响正常生活。此时患者可以在医生指导下服用秋水仙碱、非甾体抗炎药、激素等缓解症状。此外，患者平时要注意合理饮食，避免摄入高嘌呤食物，并且注意休息。患者应在 48 小时内尽量消除疼痛，同时多饮水，摄入低嘌呤饮食和口服碳酸氢钠片碱化尿液。在疼痛消失后的 7~10 天，患者可以开始服用降尿酸的药物。如果患者在疼痛发作期血尿酸水平很高，也可以在使用足量镇痛药的前提下同时使用降尿酸的药物。

（聂圆圆　卜茹）

老年人小病小痛小对策

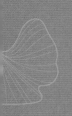

老年人

小病小痛小对策

十、老年人肾脏问题

122. 老年人应该如何保护肾脏健康

肾脏有一定的储备功能，但随着年龄的增长，该功能会逐渐衰退，如果能尽早采取正确的策略，可以减缓衰退进程。

（1）合理饮食：采取低盐（建议每人每日的食盐摄入量 <6g）、低脂、适量蛋白质饮食，适度多饮水，保证营养均衡。

（2）调整生活方式：戒烟戒酒、生活规律、劳逸结合、适度锻炼，提倡进行有氧运动，避免过度肥胖。

（3）避免滥用药物：该吃的药一个也不能少，不该吃的补药一样不要碰；提醒老年人长期服用保健品前一定要咨询医生，因为保健品不一定对身体健康有益。

（4）积极治疗基础病：积极控制高血压、高血糖、高血脂和高尿酸等，这些均是肾脏病的危险因素，平时不能忽视。

（5）定期体检：未病先防，肾脏病起病隐匿，被称为"沉默的杀手"，随着年龄的增长，老年人的肾功能会出现生理性减退，因此要提高肾脏病的防控意识，定期检查尿常规、肾功能和肾脏超声。

123. 体检时发现尿蛋白阳性，饮食上应该如何调整

老年人体检时发现尿蛋白阳性，就觉得自己得了肾脏病，担心治不好。其实，一次检查发现尿蛋白阳性并不一定就是患了肾脏病。急性感染、高蛋白饮食、剧烈运动等均会导致一过性蛋白

尿，解除诱因后蛋白尿可以消失；如果无前驱诱因，尿检呈持续性蛋白尿，则可以诊断为蛋白尿，这时老年人就需要去肾脏专科就诊，明确蛋白尿的原因，同时饮食上应注意调整为低盐、优质蛋白质饮食。

优质蛋白质包括瘦肉、蛋、奶、黄豆及其制品类。患者可根据蛋白尿的原因和数值决定每日可以摄入的蛋白质总量，如果不控制饮食，持续高蛋白饮食或非优质蛋白质饮食会加重肾脏负担。所以，饮食控制对于肾病患者至关重要。

124. 排尿时发现泡沫多，应该怎么办

很多老年人因为排尿时发现尿中泡沫多就诊，多见于男性，那么这种情况是得了肾脏病吗？答案是否定的。正常情况下，排尿过程中会产生少量泡沫，并且很快会消失，如果尿液出现异常，尿中泡沫量可能会增加。

泡沫尿与以下情况有关。

（1）患糖尿病时，尿糖、尿酮体和尿液的酸碱度会出现异常，尿液表面张力改变，导致尿中泡沫增多。

（2）患肾脏病时，尿中蛋白质含量增多，尿液表面张力增加，导致尿中泡沫增多。

（3）患肝胆疾病时，尿中胆红素增多，使尿中泡沫增多。

（4）患尿路感染时，尿液中白细胞、红细胞增多，尿液成分发生变化，产生泡沫。

（5）尿急时排尿速度增加，会激起大量泡沫，但这种泡沫的持续时间较短。

所以，老年人发现尿中泡沫增多且经久不散时，一定要及时去肾内科就诊，完善血糖、尿常规及肝、肾功能等检查。老年人在生活中细心一点，就能及早发现疾病。

125. 排尿时突然出现尿色鲜红，但没有尿急和尿痛症状，应该考虑什么问题

正常人尿液的颜色为淡黄色，如果饮水量少，会表现为深黄色尿，如果尿液的颜色变为鲜红色，一定是出了问题。

血尿分为肉眼血尿和显微镜下血尿两种。仅在显微镜下才能发现红细胞的情况称为"显微镜下血尿"，尿液经离心处理后，每高倍视野中有 3 个以上红细胞有病理意义。肉眼血尿，是指肉眼看到血样或者呈洗肉水样尿。一般 1 000ml 尿液中含有 1ml 以上的血，肉眼才能辨认，含 4ml 血时见明显血色。

肉眼血尿的常见原因：①血液系统疾病，如白血病、血友病、再生障碍性贫血、血小板减少性紫癜等；②泌尿系统感染，如肾盂肾炎、膀胱炎、尿道炎等，常同时伴有尿频、尿急和尿痛的症状；男性如果伴有终末血尿、急性尿潴留，则考虑急性前列腺炎；③尿路结石，还可表现为剧烈的肾绞痛；④泌尿系统损伤，患者均有明确的受伤史，必须及时处理，需要明确损伤的部位和程度；⑤泌尿系统肿瘤，多见于老年人，血尿的特点是间歇性（可不经治疗自行消失）、全程性（伴排尿的全过程）、无痛性（最常见的为膀胱肿瘤）发作，以及肉眼可见；⑥肾小球疾病，如急性肾小球肾炎。

另外，服用抗凝药物有时可引起肉眼血尿，如环磷酰胺等可

引起出血性膀胱炎；放疗可引起放射性膀胱炎；健康人在剧烈运动后也可能会骤然出现一过性血尿，又称运动性血尿。

总之，血尿的诊断有时很困难，重点是排查严重影响健康的疾病。但无论如何，老年人一定要注意血尿的来源，不能忽视。

126. 每晚起夜好几次，白天排尿次数也不少，但尿量没有明显变化，应该怎么办

人在衰老的过程中，全身各器官功能均逐渐减退，其中肾脏最为突出。研究显示，人在 30~40 岁后肾脏的滤过功能开始下降，50~60 岁后该功能下降的速度增快。在一般情况下，肾脏能维持老年人正常的生理活动，但当处于某种应激或者疾病状态时，老年人的肾脏负荷加重，会引起肾脏疾病。

正常人每日排尿 4~8 次，夜尿没有或者 1 次，如果一天排尿次数明显增多，那就是尿频。尿频，特别是夜尿频多，是肾脏功能生理性减退的信号。引起尿频的原因有很多，包括：①生理性因素，如睡前大量饮水、饮酒、喝浓茶或咖啡，以及服用利尿药等；②精神性因素，如精神压力大、睡眠障碍等；③病理性因素，如尿路感染、尿路结石、膀胱异物、神经源性膀胱及前列腺增生等。

对于老年人来说，夜尿超过 3 次，且夜尿的量超过一天尿量的 1/4，应该引起重视，因为很多慢性肾脏病的临床表现不典型，很大一部分是通过常规体检才被发现的。如果老年人没有其他疾病，出现夜尿频多一定要检查肾功能、尿常规和泌尿系统超声，可以得出一个初步的诊断。如果有问题，再行进一步的检查。

127. 体检时发现尿糖阳性，可以诊断为糖尿病吗

正常人尿内都有微量葡萄糖，葡萄糖在尿液的形成过程中会被主动重新吸收。但葡萄糖的重新吸收是有限的，最大限度就是肾脏的葡萄糖阈值。当超过此阈值时，尿中便会出现葡萄糖，尿常规会显示尿糖阳性。

尿糖阳性并不是说一定存在高血糖，不能单纯依据尿糖阳性来诊断糖尿病。尿糖阳性可以出现在以下情况的老年人中。

（1）内分泌或代谢紊乱所致的血糖升高可致尿糖，最常见的就是糖尿病。

（2）肾脏对糖的重吸收功能缺损可致肾性糖尿，这是肾脏出现损伤的信号，导致尿液在形成过程中重吸收下降，可见于慢性肾炎、肾小管间质性疾病、肾病综合征及家族肾性糖尿。

（3）食用大量高糖食物，吸收后血糖浓度升高，使得肾脏滤入尿液中的糖量超过了肾脏对糖的重吸收能力。

（4）服用某些药物，如解热镇痛药、抗结核药等，以及维生素 C，也会导致尿糖阳性。

因此，老年人出现尿糖阳性不要着急，先除外有无高糖饮食、服药史等情况，再至肾内科检查肾功能和血糖。

128. 体检时发现肾囊肿，应该怎么办

肾囊肿是成人肾脏最常见的一种结构异常，包括单纯性肾囊肿和多囊肾，患者平时没有什么症状。近年来，由于体检时超声检查的广泛开展，发现肾囊肿者明显增多，且发病者多为老年人。

老年人小病小痛小对策

单纯性肾囊肿的壁很薄，囊内为澄清带黄色的液体，发生原因目前还不十分明确，一般认为属于肾脏退行性变。单纯性肾囊肿大多属于良性病变，单侧多见，也可以为双侧，一个或多个，直径一般在 2cm 左右，也有直径达 10cm 的情况。大多数肾囊肿患者没有症状，但当囊肿增大且压迫周围组织器官时，会引起腰痛、血尿等症状，甚至有可能对肾功能产生影响。肾囊肿的直径超过 5cm 时可以考虑手术治疗，但并不是必须做手术。此外，肾囊肿导致出血、继发性感染时，腰痛会加重，需要积极治疗。部分肾囊肿有恶变的可能，恶变率为 3%~7%，所以肾囊肿患者需要每半年复查肾脏超声或腹部 CT。

多囊肾是一种遗传性疾病，约有 60% 的患者有家族遗传病史，可能一个家族中有超过一个患者有多囊肾患者。多囊肾患者的 2 个肾脏有无数个肾囊肿，而且随着年龄的增长，体积会越来越大，肾脏也会越来越大，直径甚至可以达到 20cm 左右，最后会进展为终末期肾病，需要进行肾脏替代治疗。如果老年人体检时诊断多囊肾，建议直系亲属均进行肾脏超声筛查。

总之，无论是单纯性肾囊肿还是多囊肾，确诊后一定要定期复查，若囊肿体积太大或者为复杂性肾囊肿，一定要及时治疗，并且多囊肾患者更应密切监测肾功能。

129. 随着年龄的增长，是不是一定会出现肾衰竭呢，体检报告单上主要看什么检查项目

随着年龄的增长，人体各器官的功能均逐渐减退，其中肾脏最为突出。30~40 岁后，人体肾脏的滤过功能开始下降，50~

60 岁后下降速度增快。一般情况下，肾脏能够维持老年人正常的生理活动，不是所有的老年人都会出现肾衰竭。

老年人需要注意的是，高血压、糖尿病、冠心病、高尿酸血症、长期服药史等都是肾脏病的危险因素，如果老年人存在多个危险因素，那么出现肾衰竭的概率会明显增加，一定要定期去医院做相关检查。

肾脏的常规检查主要包括血液、尿液和影像学 3 个方面。血液方面指肾功能，包括尿素氮、血肌酐、肾小球滤过率；尿液方面包括尿常规和显微镜检查、尿微量蛋白/尿肌酐；影像学方面包括泌尿系统超声或者 CT、肾脏血管内超声成像。如果老年人在常规体检时发现上述问题，应根据具体情况进行更细致深入的检查。

130. 患糖尿病 10 年了，定期服药和随访，血糖控制得不错，肾功能也正常，是不是就不用担心会得糖尿病肾病了

近年来，由于社会的发展和人们生活结构的改变，糖尿病的患病率呈直线上升趋势。并且，《中国 2 型糖尿病防治指南（2020 年版）》对我国糖尿病患者的最新流行病学调查数据进行了更新，依照世界卫生组织（WHO）的诊断标准，我国糖尿病的患病率上升至 11.2%。其中，2 型糖尿病占 90% 以上，1 型糖尿病和其他类型糖尿病少见，男性高于女性，各民族的糖尿病患病率存在较大差异。

《中国 2 型糖尿病防治指南（2020 年版）》还指出，我国

20% ～ 40% 的糖尿病患者合并糖尿病肾病，糖尿病肾病已成为慢性肾脏病和终末期肾病的主要原因。糖尿病肾病往往起病隐匿，开始表现为微量蛋白尿，进而出现明显的蛋白尿和渐进性肾功能损害，并伴有高血压、水肿，晚期出现严重的肾衰竭。糖尿病病史较长（一般大于 5 年）和血糖、血脂、血压控制不佳的老年人应该高度警惕糖尿病肾病。

目前，我国对糖尿病肾病的早期诊断和认识仍不足，导致很多患者发现肾损害时往往已进展为终末期肾病，错过了治疗的最佳时期。所以，早发现、早诊断、早治疗尤为重要，建议糖尿病病程超过 5 年的患者，即使血糖控制良好，仍应至肾内科就诊，定期复查尿常规、24 小时尿蛋白及尿蛋白/尿肌酐等有关项目，一旦发现问题，及早治疗，避免较早进展为终末期肾病。

131. 人们经常说"药物都伤肾，感冒也别吃药"，老年人在家应该如何用药

其实，并不是所有的药物都会损伤肾脏。药物在人体内一般经肝、肾代谢和排泄，合理选择药物并正确服用不会导致肾脏损伤，老年人不必因为担心伤肾而不服用药物。

老年人所服药物种类多，并且肾脏功能会发生生理性减退，长期用药发生肾损伤的风险大，下面教您如何正确用药。

（1）合理用药：老年人应严格按照医生或药师的指导用药；药物联合应用时应慎重，尽量避免同类药物叠加使用，如感冒药叠加、抗生素叠加等；既往有肾脏病的老年人应该根据肾功能调整用药剂量。

（2）避免服用肾毒性药物：肾毒性药物主要有5类。

1）抗微生物药：如喹诺酮类药物（左氧氟沙星、环丙沙星）、β内酰胺类药物（亚胺培南、美罗培南）、氨基糖苷类药物（庆大霉素、阿米卡星、依替米星）；抗结核药（利福平）；抗病毒药（利巴韦林）；多肽类药物（万古霉素）；林可酰胺类药物（克林霉素）等。

2）非甾体抗炎药和解热镇痛药：如去痛片、吲哚美辛、布洛芬、保泰松等，长期大量服用会损伤肾小管，造成肾损伤。

3）抗肿瘤药物：如顺铂、甲氨蝶呤、环孢素等。

4）造影剂：如冠状动脉造影所用的造影剂等。

5）中药及相关中成药：如含马兜铃酸的广防己、关木通等，以及含汞和含铅化合物的朱砂、雄黄等。

（3）定期监测肝、肾功能：有长期服药史的老年人一定注意定期去医院检查肝、肾功能，做到疾病的早发现、早治疗。

（刘翠萍）

老年人小病小痛小对策

十一、其他老年泌尿系统问题

132. 总起夜，还睡不着，年龄大了都这样吗

起夜是常见的下尿路症状之一，发病率高，严重影响老年人的生活质量，并且容易导致老年人发生抑郁、认知功能障碍、情绪障碍、跌倒性损伤等并发症。主要原因如下。

（1）尿量增加：全天尿液产生过量，常见的原因包括糖尿病、尿崩症及慢性肾脏病等疾病。另外，服用抗抑郁药、抗癫痫药及甲状腺片等药物也会引起尿量增加。

（2）膀胱容量减少：导致膀胱容量减少的原因主要包括良性前列腺增生、膀胱过度活动、膀胱挛缩、神经源性膀胱、膀胱炎、膀胱癌、前列腺癌、膀胱结石及膀胱疼痛综合征等。

（3）睡眠障碍：失眠、睡眠质量差等会导致夜间尿量增加。另外，心力衰竭、慢阻肺、内分泌失调、神经系统疾病等也会引起睡眠障碍，进而加重起夜的频次。

可以采取以下对策：

（1）改变生活方式：①限制饮水，睡前 2 小时尽量减少液体的摄入，特别是酒精和咖啡；②改善睡眠质量；③注意夜间保暖，增加皮肤的血供，减少尿量产生；④适当运动，抬高下肢，减少尿潴留；⑤进行盆底功能锻炼；⑥睡前尽量排空膀胱。

（2）药物治疗：如果合并糖尿病、慢性肾脏病等其他疾病，要积极治疗合并症。前列腺增生、膀胱容量减少、膀胱过度活动的老年人，可应用 α 受体拮抗药、 M 受体拮抗药、5α 还原酶抑制

药等药物治疗。去氨加压素（人工合成的抗利尿激素）是目前治疗夜尿症的有效药物，可有效减少夜间尿液产生。

（3）外科手术治疗：对于以上 2 种治疗方法效果欠佳或者有明确手术指征的老年人，可采用手术治疗。对于因前列腺增生引起夜尿症的患者，可行经尿道前列腺切除术；对于因膀胱容量减小引起夜尿症者，可行膀胱扩大术。还有一些其他手术方式，医生会依据患者的具体情况选择手术方式。

133. 憋不住尿，应该怎么办

憋不住尿在医学上称为尿失禁，是指尿液不受控制地自尿道口流出。很多老年人，随着年龄的增长，有时会出现尿失禁的情况，情况严重时，有些老年人还会出现尿裤子的情况。

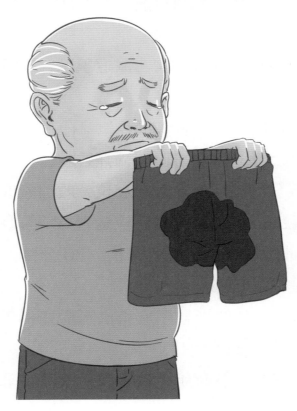

尿失禁的主要原因如下。

（1）尿路感染：当膀胱、前列腺、尿道等出现急性炎症时，老年人往往会出现尿频、尿急、尿痛等膀胱刺激症状。尿急较重时，老年人会出现排尿急迫，无法控制，甚至会出现尿裤子的情况。

（2）前列腺、尿道疾病：很多老年男性会合并前列腺增生、尿道疾病，早期常出现尿频、尿急等症状，随着疾病的进展，梗阻加重，排尿时尿液难以排尽，膀胱内残余的尿液逐渐增多，膀胱过度充盈，导致尿液呈滴沥状溢出。

（3）神经系统疾病：上运动神经元疾病会逐步导致尿道括约肌功能失调，患者进而出现排尿完全失去控制，导致任何时间、体位下尿液均会持续不自主地从尿道口流出。

（4）代谢性疾病：如糖尿病、高血压等有时也会导致尿失禁的情况。

（5）其他还包括精神因素、尿道手术、输尿管开口异常等原因。

尿失禁患者可采取以下对策。

（1）减少吸烟，少喝咖啡、高碳酸饮料。

（2）进行盆底肌训练。取平卧位，收缩盆底肌（做提肛的动作），每次盆底肌收缩持续时间应达到10秒以上，放松10秒后再收缩，如此反复进行；连续做 20~30 分钟，每日进行 2~3 次，每 6~8 周为 1 个疗程。

（3）可以在医生的指导下应用酒石酸托特罗定、琥珀酸索利那新、米拉贝隆等药物治疗。

（4）难治的尿失禁老年男性患者，还可以采用物理的康复手段、吊带及人工尿道括约肌等治疗方法。

总之，尿失禁是很多种疾病的一种临床表现，不仅会对身体健康产生危害，还会伤害老年人的自尊心，时间久了老年人可能还会出现心理疾病，惧怕社交。一旦出现尿失禁的情况，老年人一定要及时去医院就诊，并在医生的指导下进行治疗。

134. 存在排尿困难、尿等待，有哪些妙招可以缓解

排尿困难、尿等待是指排尿开始前等待时间延长，多超过1秒甚至更长时间，同时患者感到费力，需要增加腹部压力才能完

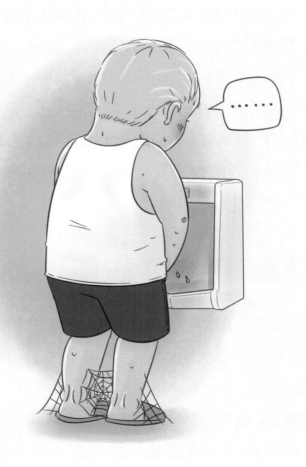

成排尿。排尿困难多见于前列腺增生、尿道狭窄、肿瘤、膀胱颈硬化症等下尿路梗阻的患者，此类患者排尿时需更高的膀胱压力才能克服膀胱出口阻力，因此排尿前等待时间延长，且随着梗阻加重，排尿等待时间会进一步延长，越来越费力。此外，神经系统疾病、糖尿病、医源性逼尿肌损伤或相关神经损伤也可引起排尿无力。

如果老年人出现这类症状，可以采取以下对策。

（1）改变生活方式，如睡前减少饮水、减少酒精和咖啡因的摄入及定时排尿等。

（2）如果症状逐渐加重，可进一步选择药物治疗，其中非那雄胺和盐酸坦索罗辛是目前应用最多的药物。

（3）中医和中药也是治疗前列腺增生非常有效的方法。

（4）当通过药物治疗症状不能缓解时，甚至患者出现了尿潴留，此时应该考虑手术治疗。目前，对于此类问题，多采用微创手术，具有创伤小、出血少、恢复快等优点，已经非常成熟。

引起排尿困难的原因有很多，患者可以通过超声、泌尿系统CT、尿道造影、尿动力学及膀胱镜等检查明确诊断。针对病因进行治疗，切忌小病拖成大病。

135. 尿液混浊的原因是什么

一般情况下，正常尿液呈淡黄色，是澄清透明的，老年人有时候会发现尿液混浊，比较担心是得了什么病。这时候需要分析原因，区别对待。

尿液混浊常见的原因如下。

（1）喝水较少，或者运动量过大，会导致排尿减少，尿液浓缩，引起短暂的尿液混浊。

（2）一次性摄入大量含蛋白质、维生素 D、磷等的食物时也可导致一过性尿液混浊，大量喝水就会缓解。

（3）尿液混浊且伴尿急、尿痛，多见于尿路感染。正常人尿液中含有少量的白细胞，男性尿液每高倍视野下 1~2 个白细胞为正常。此外，正常尿液中不应存在细菌。

（4）如果尿液呈乳白色或米汤样混浊，称为乳糜尿。老年人常因为淋巴管堵塞，含脂肪、蛋白质及纤维蛋白原的乳糜液逆流至泌尿系统的淋巴管中，使尿液中混有乳糜液而使呈乳白色或米汤样。乳糜尿的常见原因是丝虫病。此外，后腹膜肿瘤、结核及外伤造成的泌尿系统淋巴管损伤亦可引发乳糜尿。

可以采取以下对策处理尿液混浊的情况。

（1）多饮水，养成定时饮水的习惯。

（2）如果患者还伴有尿急、尿痛且考虑感染时，可以在医生的指导下服用抗生素。

（3）对于反复发作而无法控制的尿液混浊，建议患者及时就医，完善泌尿系统超声、尿常规和尿培养等检查。

136. 前列腺应该如何保养

前列腺是男性生殖器附属性腺中最大且不成对的实质性器官。前列腺疾病是老年男性最常见也是给老年男性带来最多、最大烦恼的疾病。老年男性最常见的前列腺疾病有良性前列腺增生、慢性前列腺炎及前列腺癌等。减少上述疾病的发生，主要的保养策略如下。

（1）适当多饮水：这样会多排尿，尿液可以起到冲洗尿道的作用，预防尿道和前列腺的炎症。反之，如果饮水过少，会导致尿液浓缩，排尿量减少，容易诱发前列腺和尿道的炎症。如果老年人同时有心脏问题和肾脏问题，应做到适当饮水，否则饮水过量也会增加身体负担。

（2）不久坐、不憋尿：坐位会直接压迫会阴部，挤压前列腺，使微循环受阻、前列腺充血水肿，增加前列腺疾病发生的可能。建议男性坐1小时左右就起来活动活动，减轻前列腺的压力。同时，做到有尿意就去排尿，不刻意憋尿。因为长期憋尿会增加感染风险，还容易诱发尿潴留，造成尿液反流，进而影响肾功能。

（3）进行饮食保养：酌情多食用富含番茄红素、硒及锌的食物，可以提高前列腺的抗感染力，减轻前列腺增生，预防前列腺癌。番茄红素广泛存在于某些蔬菜和水果中，如番茄、西瓜、木瓜及西柚等。苹果、海鲜、花生、粗粮、豆类、瘦肉等均为含锌较为丰富的食物。动物肝脏、海产品、整粒的谷类、蘑菇、大蒜等含硒较丰富。尽量减少高脂肪食物的摄入。高脂饮食会升高男性体内的雄激素，增加前列腺癌的发病风险。少食用辛辣刺激的食物，其会使男性的前列腺长期处于充血水肿状态，进而增加前列腺炎症的发生风险。高蛋白质饮食和烟、酒摄入也会增加前列腺癌的发生风险。

（4）注意清洁：男性的外生殖器因为生理结构的原因，会有较多分泌物，再加上透气性差，就容易出现各种病菌和污垢。所以，男性要做好外生殖器的清洁卫生，避免引发感染。老年男性如果合并包皮过长，清洗时一定要翻起包皮，做到彻底清洗。

（5）多锻炼：老年男性进行适当的运动能加快机体的血液

循环和新陈代谢，促进身体的调节功能，提高身体的免疫力，这样也可以增加前列腺抵抗疾病的能力。而且，生殖系统周围的血液循环也与前列腺的功能有着密切的联系，在得到促进之后，就能充分减少前列腺充血的风险，避免引发前列腺增生。

（6）注意前列腺保暖：前列腺是一个怕冷的器官，受冷后机体的交感神经兴奋，引起前列腺腺管和血管扩张，形成充血，加重前列腺的症状。因此，老年男性应当注意防寒保暖，天冷时增添衣物，局部保持温暖，可以使前列腺和输精管内的压力减少，平滑肌松弛，减少出口阻力，使前列腺引流通畅。

（7）按时体检：建议 50 岁以上的男性做前列腺癌筛查。目前，前列腺癌的筛查项目主要包括前列腺特异性抗原检测和前列腺指诊。前列腺癌在早期常无明显的临床症状，而这两项检查可以帮助男性提前发现前列腺的恶性病变，达到早发现、早治疗的目的。

总之，保持良好的心态，放松心情，健康饮食，规律生活，适当锻炼，增强免疫力，定期体检，老年男性将拥有一个健康的前列腺。

137. 如何看懂体检报告里的前列腺特异性抗原

前列腺特异性抗原（PSA）是一种由前列腺导管上皮细胞和腺泡细胞产生的特异性糖蛋白，存在于前列腺组织、前列腺液、血清及精液中。前列腺特异性抗原自 20 世纪 70 年代末应用于临床以来，其对前列腺癌的早期诊断和治疗监测所发挥的作用得到了广泛认可，成为迄今为止最为经典的前列腺癌血清学标志物。

前列腺特异性抗原升高不一定就是前列腺癌症。前列腺的一些疾病，如前列腺癌、前列腺炎、前列腺损伤等，前列腺指诊、插尿管等操作均会引起前列腺特异性抗原升高。同时，前列腺特异性抗原水平也会随着年龄的增长和前列腺体积的增大而升高。所以，前列腺特异性抗原出现异常，老年男性需要高度重视，但也不要过度紧张，可以到医院请专科医生综合具体情况后进行判断。

138. 突然出现剧烈腰腹痛，原因是什么

突然剧烈的腰腹痛常见于尿路结石。尿路结石是泌尿外科的常见病之一，在泌尿外科的住院患者中居首位。我国尿路结石的发病率为 1%～5%，南方地区高达 5%～10%，所有患者中 25%

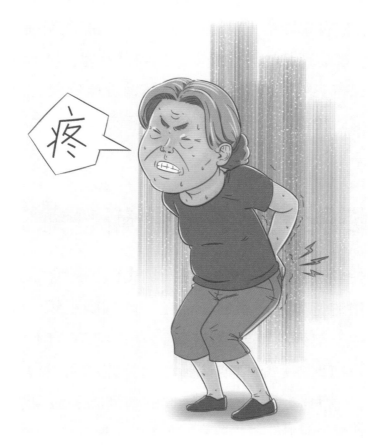

老年人小病小痛小对策

需要住院治疗。近年来，我国尿路结石的发病率有升高趋势，是全球三大结石的高发区之一。

尿路结石的主要原因如下。

（1）代谢异常：如尿液酸碱度、高钙血症、高钙尿症、高草酸尿症及高尿酸尿症等。

（2）局部病因：尿路梗阻、感染和尿路中存在异物是诱发尿路结石形成的主要局部因素。

（3）药物相关因素：药物引起的肾结石占所有结石的1%~2%，分为两大类。一类为在尿液中溶解度比较低的药物，包括氨苯蝶啶、磺胺类药物等，这些药物本身就是结石的成分。另一类为能诱发结石形成的药物，包括乙酰唑胺，维生素D、维生素C和肾上腺皮质激素等，这些药物在代谢的过程中导致了其他成分结石的形成。

对于尿路结石，可以采取以下策略来预防。

（1）增加液体的摄入：这样做能增加尿量，从而降低尿路结石成分的过饱和状态，预防结石复发。推荐每日的液体摄入量在2.5~3.0L，使每日的尿量保持在2.0~2.5L。老年人应避免过多饮用咖啡、红茶、葡萄汁、苹果汁和可乐，推荐多喝手打橙汁、蔓越莓汁和柠檬水。

（2）饮食调节：维持饮食营养的综合平衡，避免某一种营养成分的过度摄入。

1）饮食钙的含量：正常范围或者适当程度的高钙饮食对于预防尿路含钙结石的复发具有治疗价值。不建议饮食含钙以外的补钙，这样对结石的预防可能不利。推荐多食用奶制品（如牛奶、干酪、酸乳酪等）、豆腐和小鱼等食物。成人每日钙的摄入量应在 1.0~1.2g。

2）限制饮食中草酸的摄入：草酸钙结石患者尤其是高草酸尿症患者应该避免摄入如甘蓝、杏仁、花生、甜菜、芹菜、菠菜、大黄、红茶及可可粉等富含草酸的食物。其中，菠菜中草酸含量最高，草酸钙结石患者应忌食菠菜。

3）限制钠盐的摄入：高钠饮食会增加尿钙的排泄，每日钠的摄入量应少于 2g。

4）限制蛋白质的过量摄入：低碳水化合物和高动物蛋白质饮食与含钙结石的形成有关。推荐摄入营养平衡的饮食，保持早、中、晚三餐营养均衡非常重要。避免过量摄入动物蛋白质，每日的摄入量应该控制在 0.8~1.0g/kg。其中，复发性结石患者每日的蛋白质摄入量不应该超过 80g。

5）增加水果和蔬菜的摄入：饮食中水果和蔬菜的摄入可以稀释尿液中的结石危险因子，还可以预防低枸橼酸尿症患者的结石复发。

6）增加粗粮及纤维素饮食的摄入：米麸可以减少尿钙的排泄，降低尿路结石的复发率，但要避免摄入如麦麸等富含草酸的纤维素食物。

7）减少维生素 C 的摄入：维生素 C 经自然转化后能生成草酸，建议复发性草酸钙结石患者避免摄入大剂量维生素 C。

8）限制高嘌呤饮食：伴高尿酸尿症的草酸钙结石患者应避免高嘌呤饮食，推荐每日食物中嘌呤的摄入量 <500mg。富含嘌呤的食物有动物内脏（肝脏及肾脏）、家禽皮、带皮的鲱鱼、沙丁鱼及凤尾鱼等。

（3）减轻体重：研究表明，超重是尿路结石形成至关重要的因素之一。

如果老年人患了尿路结石，请尽快到医院就诊，专科医生将根据结石的大小、位置等决定治疗方案。尿路结石主要有排石治疗、体外冲击波碎石及手术治疗等治疗手段。手术又分为经尿道输尿管镜手术、经皮肾镜取石术、腹腔镜手术及开放手术等。

139. 阴囊肿大是怎么回事

阴囊肿大是指较正常阴囊出现体积增大的一种病理变化。很多老年男性就诊时无自觉症状，常在洗澡或体检时被偶然发现。有些患者的阴囊持续肿大，影响了走路、排尿等日常生活活动。

无明显症状的阴囊肿大者大多为睾丸鞘膜积液，当积液量较多、肿物增大及张力增高时，站立位可有下坠感或者轻度牵拉痛。阴囊肿大起病突然，常伴有寒战、高热、皮肤温度升高及剧烈疼痛，有时疼痛向下腹部放射，同时可伴有膀胱刺激症状，这种情况多见于急性附睾炎、急性睾丸炎。还有一种情况是单个结节或者单侧无痛的睾丸肿胀，典型表现是睾丸肿胀或变硬。有时患者伴有下腹部、肛门附近或者阴囊处的钝痛或者有沉重感，这种情况多见于睾丸肿瘤。另外，阴囊坏疽、附睾结核及阴囊肿瘤等也可导致阴囊肿大。

良性的鞘膜积液可见于急性附睾炎和肿瘤，所以老年男性一旦发现阴囊肿胀，应及时到泌尿外科就诊，完善检查、明确诊断和及时治疗。

140. 包皮、阴茎头反复发生红肿和感染，有什么好办法可以解决吗

包皮阴茎头炎是男性生殖系统的一种常见炎症，表现为阴茎头和包皮出现红色斑块、疹子、糜烂、溃疡及分泌物增多，并伴有瘙痒、烧灼感及疼痛等症状，部分患者还伴有尿频、尿急、尿痛等症状。包皮阴茎头炎的主要原因为包皮过长且没有清洗干净，包皮与阴茎头之间的包皮垢刺激了阴茎头，引起包皮阴茎头炎。

老年男性可以采取以下对策。

（1）注意个人卫生，定期清洗外阴，用温清水内外都清洗，不随便使用洗涤剂。

（2）穿宽松的棉质内裤。

（3）配偶有炎症时，尽量避免性接触。

（4）炎症较重时，可在医生的指导下局部应用抗生素、外用激素类或者非激素类药膏。

（5）反复包皮阴茎炎伴包皮过长或者包茎，建议做包皮环切术。

（张建　陈国卫）

十二、老年女性健康问题

141. 老年女性的阴道炎为何会反复发作

老年女性阴道炎反复发作的原因主要是体内雌激素水平下降，阴道上皮萎缩，黏膜变薄，阴道的自净作用也减弱，导致病菌侵入并繁殖，最终导致患者阴道炎反复发作。老年女性应注意外阴的清洁和卫生，勤换内裤，宜选择棉质、透气、宽松的内裤，可以减少刺激。老年女性平时还要注意观察白带的性状和气味，如果出现异常情况，要及时去医院就诊。

142. 绝经后女性阴道干涩，性生活困难，应该怎么办

女性绝经后内分泌系统会发生改变，阴道的腺体分泌减少，阴道干燥而导致性生活疼痛，此时可使用一些润滑剂，以免造成阴道机械性损伤而出血，也可以在医生的指导下使用雌激素软膏，改善阴道的环境，或者采用激素替代治疗。

143. 哪些原因会导致绝经后女性反复发生尿路感染

绝经后女性反复发生尿路感染，可能的原因如下。

（1）失去雌激素的保护。女性在绝经后因为雌激素水平逐渐下降，会出现尿道和膀胱黏膜萎缩，且抵御病原体的能力下降，一旦出现感染，就容易造成症状反复、不容易康复。

（2）女性的尿道本身比较短，且角度比较平、比较直，与

阴道比邻，所以很容易受到外阴部的细菌侵袭而感染，直接侵犯尿道、膀胱，继而导致尿路感染反复发作，不容易康复。所以，女性平时要做好外阴部的清洁和卫生。

（3）女性尤其是已婚女性在生育后，会存在不同程度的盆底肌松弛，导致尿道下移、膀胱轻度膨出等问题，都会造成膀胱内残余尿量略增多，如果不及时排空，久而久之就容易使得尿路感染反复发作。

144. 绝经后女性尿频、憋不住尿的原因有哪些

女性绝经后，雌激素水平低下引发的问题日益明显，而泌尿生殖系统疾病是其中常见的问题之一，原因如下。

（1）失去了雌激素的保护，尿道和膀胱黏膜下静脉窦减少，尿道黏膜变薄，极易遭受各种病原体的侵袭，表现为反复发作的尿路感染，即尿频、尿急、尿痛反复发作。

（2）雌激素水平下降也会导致生殖系统的阴道内黏膜萎缩变薄，抵抗力下降，容易发生老年性阴道炎，表现为阴道分泌物增多，色黄，有异味，有轻微灼痛感，性生活时疼痛。而泌尿系统和生殖系统比邻而居，一旦发生生殖系统感染，还容易累及泌尿系统。

（3）女性绝经后膀胱膨出，会导致膀胱和尿道的生理角度方向发生改变，每次小便不易排尽，引起长期少量尿潴留，易导致尿路感染。时间长了，某些绝经后女性的尿道平滑肌组织逐渐变硬、纤维化，使其闭合功能变差，还容易出现压力性尿失禁（漏尿）。

绝经后女性一旦出现尿频、尿失禁的情况，建议去正规医院

做相关检查，按照医嘱及时进行治疗，且平时要多注意清洁卫生，增加腹部肌张力和锻炼盆底肌，这样可以有效预防一些疾病。如果确定病因为雌激素缺乏，国际绝经学会（IMS）指出，泌尿生殖系统症状对阴道局部雌激素治疗有良好的反应，即阴道黏膜局部涂抹雌激素软膏或者阴道内用含雌激素的阴道栓剂效果较好。

145. 更年期激素替代治疗利大还是弊大

激素替代治疗（HRT）可有效缓解女性的更年期综合征和月经失调，防治绝经后骨质疏松，有助于预防记忆力衰退和早老性痴呆。围绝经期和绝经后女性，只要有 HRT 的适应证而无禁忌证，就可以使用 HRT，且从绝经过渡期即窗口期开始补充激素的效果最好。

激素替代治疗的主要不良反应是可能增加乳腺癌的发生风险，可能增加心脑血管疾病（包括脑卒中和心脏病发作）、静脉血栓、胆囊炎发作的风险，单用雌激素可增加子宫内膜癌的发生风险。

但女性不能因为害怕激素替代治疗可能的风险就放弃治疗。国际绝经学会（IMS）指出，对于 50 ~ 59 岁的健康女性，激素替代治疗不增加冠心病的发生风险，甚至可能降低冠心病的发生风险，且引发乳腺癌的风险是很低的。长期单独雌激素替代治疗不会增加乳腺癌的发生风险。

使用 HRT 前，女性必须进行妇科检查，乳腺和盆腔的超声检查，以及肝功能和肾功能、血脂、血糖、凝血因子、血常规和尿常规、激素水平等检查，有条件者还可以检查骨密度，并定期复查（每 6 ~ 12 个月，有问题时酌情缩短复查时间）。

已切除子宫的女性可单用雌激素替代治疗，有子宫的女性可采用雌激素、孕激素序贯替代治疗。

此外，良好的生活方式同样重要。主张更年期女性注意饮食健康，多食用蔬菜、水果、粗粮、低脂食物，如鱼、瘦肉；减少盐的摄入；控制体重，适度运动。

146. 哪些更年期女性不适宜行激素替代治疗

更年期女性可以用激素替代治疗来缓解症状，提高生活质量，但不是所有更年期女性都适合行激素替代治疗。比如，阴道流血原因不明的女性，患有或者高度怀疑患有乳腺癌的女性，有严重肝功能和肾功能障碍的女性，最近 6 个月内患有活动性静脉或者动脉血栓栓塞性疾病的女性，都是不能进行激素替代治疗的。此外，有子宫肌瘤、子宫内膜增生史、乳腺良性疾病、高血脂、肥胖及血栓形成倾向的女性也需要慎用激素替代治疗。

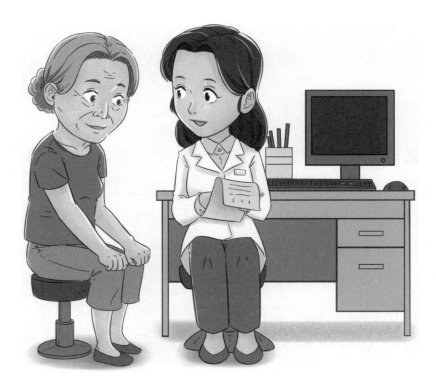

147. 绝经相关激素替代治疗有什么禁忌证

更年期女性可以用激素替代治疗来缓解症状，提高生活质量，但激素替代治疗是有一定禁忌证的，具体如下。

（1）子宫内膜癌和乳腺癌。

（2）子宫肌瘤和子宫内膜异位。

（3）不明原因的阴道流血。

（4）活动性肝炎，或者其他肝病，或者肝功能明显异常。

（5）系统性红斑狼疮。

（6）活动性血栓栓塞性病变。

（7）其他情况，如黑色素瘤、血栓栓耳硬化症、血卟啉症、镰状细胞性贫血等，且伴有严重高血压、糖尿病、胆囊疾病、偏头痛、癫痫、哮喘、催乳素瘤、乳腺增生者，慎用雌激素制剂。

148. 绝经后子宫脱垂应该如何治疗

（1）非手术治疗

1）通过盆底肌锻炼和物理疗法来增加盆底肌肉和韧带的张力，适用于脱垂程度比较轻的绝经后女性，主要是提肛运动，即用力收缩盆底肌肉3秒，再放松，每次10~15分钟，每日2~3次。

2）可以采用针灸治疗，还可以通过中药方剂如补气益气汤、补中益气丸进行治疗。

3）可以通过放置子宫托的方式将脱垂的子宫归位，避免行走、站立或者重心向下时子宫进一步脱垂，从而对行走或者排尿等活动造成影响。但在阴道放置子宫托会在一定程度上造成不适感，部分患者自行放置和取出时还存在一定困难。另外，子宫托并未从根本上解决问题，而仅仅是防止了子宫进一步脱垂。绝经后女性长期使用子宫托在造成不便的同时还会引起阴道感染，尤其女性绝经后阴道黏膜较脆，长期使用子宫托会造成阴道上皮损伤。

（2）手术：若绝经后女性子宫脱垂较为严重，通常建议进行手术治疗，可以一劳永逸地解决困扰。此外，将子宫脱垂的部分切除或者进行阴道壁修补，可以改善子宫脱垂造成的长期困扰。

149. 绝经后出现阴道流血正常吗

绝经后阴道流血的原因较为复杂。研究表明，导致绝经后女性阴道流血的原因包括以下几个方面：一是恶性肿瘤。统计资料显示，约20%的绝经后女性发生阴道流血是因为患上了宫颈癌、子宫内膜癌等恶性肿瘤，虽然因为癌变引发的阴道流血并不常见，但绝不能忽视。二是良性肿瘤。不少绝经后女性因为子宫内膜肉瘤、黏膜下子宫肌瘤、宫颈息肉等良性病变的刺激发生阴道流血，对于此类阴道流血，患者无须恐慌，一般在正规医院进行手术治疗便可完全康复，几乎没有后遗症。三是各类炎症。绝经后女性阴道流血最常见的原因是老年性阴道炎、宫颈炎、宫体内膜炎等各类妇科炎症，占所有绝经后女性阴道流血原因的近60%。这是因为随着年龄的增长，女性体内的雌激素水平明显降低，阴道的抵抗力会出现明显的下降，稍不慎便容易发生感染，导致阴道流血。

绝经后女性要高度警惕绝经后阴道流血，要将其视为妇科疾病的一个危险信号，不排除是恶性肿瘤的前兆，一旦发现相关迹象，必须第一时间到正规医院进行全面检查，查明病因，并针对病因积极进行治疗。

150. 年龄超过 65 岁的女性还需要行宫颈癌筛查吗

年龄 65 岁以上、既往接受过充分筛查且无宫颈癌高危因素者不需要再常规筛查宫颈癌，但建议年龄大于 65 岁、既往未接受充分筛查且存在宫颈癌高危因素者（有癌前病变或者宫颈癌病史，使用己烯雌酚，免疫系统受损）进行规范的宫颈癌筛查，即 65 岁以上女性做宫颈癌筛查仍可获益。

151. 绝经后还需要做子宫颈体检吗

很多女性都认为绝经后就不会有妇科疾病了，不需要再进行妇科体检了。其实，宫颈癌的高发年龄为 50~55 岁。近年来，我国宫颈癌筛查逐渐普及，使其得以早发现和早治疗，发病率和死亡率明显下降。我国提供的免费两癌（宫颈癌和乳腺癌）筛查截止年龄为 65 岁，但国际相关指南建议 65 岁以上女性停止宫颈癌筛查是有条件的：过去 10 年内筛查结果正常（连续 3 次细胞学检查结果阴性或者连续 2 次联合筛查结果阴性）。我国 65 岁以上且连续行宫颈癌筛查的女性数量极少，所以我国绝经后女性应根据自身的体检情况和妇产科医生的建议决定是否进行宫颈癌筛查。

152. 肥胖老年女性为什么要警惕子宫内膜癌

子宫内膜癌已成为妇科第一大癌。在发达国家，子宫内膜癌的发病率也居妇科恶性肿瘤的首位。子宫内膜癌发病率的上升与老龄化、生活习惯发生改变、肥胖等因素有关。

子宫内膜癌的高危因素包括年龄、肥胖、不育、晚育、绝经延迟等。其中，肥胖是最常见的高危因素，近70%的早期患者为肥胖女性。如果体重超过标准体重的15%以上，绝经后女性发生子宫内膜癌的风险增加3倍。相关文献报道，日本人群中肥胖人群占3%，而美国人群中肥胖人群占40%，后者子宫内膜癌的发病率是前者的7倍左右。另外，90%的子宫内膜癌患者有阴道不规则流血史，10%在绝经后有阴道流血。因此，建议所有绝经后有阴道不规则流血的女性进行宫颈细胞学检查、超声检查等，以尽早排除子宫内膜癌的可能。

153. 绝经后女性常见的妇科疾病有哪些

（1）阴道炎：阴道炎是最常见的一种妇科疾病。绝经后女性体内雌激素水平较低，且由于生殖器官萎缩，阴道的抵抗力下降，故外界细菌极易侵入，从而引起阴道炎。

（2）尿道炎：女性的膀胱黏膜、尿道黏膜与阴道黏膜在胚胎分化期属于同一来源。雌激素缺乏时，膀胱和尿道的黏膜也变薄，呈不同程度的萎缩性改变，造成萎缩性膀胱炎，因而抵抗力下降，易发生尿路感染，出现尿频、尿急、尿痛等症状。

（3）绝经期功能性子宫流血：绝经期女性的卵巢功能开始

衰退，可能会引起子宫流血。

（4）乳腺癌：病因复杂，发病机制目前尚未完全阐明，症状有乳腺肿块、乳腺疼痛、乳头溢液、乳头改变及皮肤改变等。

154. 绝经后子宫肌瘤会萎缩吗

子宫肌瘤是与女性激素水平相关的肿瘤。女性绝经后子宫肌瘤可能会萎缩或者不再生长。有少部分女性在绝经后可能会发生子宫肌瘤增大或者子宫肌瘤瘤体变性，此时要警惕是否已经发生了子宫肌瘤恶变。在前期，患者可以通过超声检查、妇科检查来协助判断，如果发生了恶变，可能需要进行手术。

女性如果在绝经前就发现了子宫肌瘤，在绝经后仍需要进行定期随访。一般情况下，一年要做一次体检，有子宫肌瘤病史者每年也需要做一次妇科的彩色多普勒超声检查。绝经后女性如果发生子宫肌瘤迅速生长或者囊性变性，需要进一步排除子宫肌瘤恶变；如果出现腹痛或者腹部包块迅速增大，也需要及时就医，不一定非要等到一年的随访时间再到医院就诊。

155. 绝经后宫内节育器要不要取出来

女性绝经后需要取出宫内节育器，不然其易与子宫颈出现嵌顿，引发感染。女性绝经后，子宫和卵巢会逐渐萎缩，宫内节育器如果还留在子宫内，对身体健康是不利的，一定要尽快取出。

（李春光）

老年人小病小痛小对策

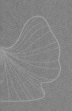

老年人
小病小痛小对策

十三、常见中医药问题

156. 中药应该怎么熬

可以按照以下步骤熬中药。

（1）将中药用清水洗干净。

（2）洗净后加适量清水，浸泡1小时。

（3）浸泡过中药的水不要倒掉，直接大火熬开，然后改成小火熬20分钟后倒出药汤。

（4）再次加等量清水大火熬开，然后改小火熬20分钟。

（5）将2次药汤混合，再分成2份，早晚分别服用。

特殊情况下，有些药物如龙骨、牡蛎、磁石、石膏等，需要先煎，这样有效成分才能充分发挥作用，一般来说，先煎10~20分钟即可；芳香的药物要后放入，如薄荷、豆蔻、砂仁、藿香等，可以在第一次煎药时出锅前5~6分钟放入药锅。注意，要按照医院给的说明煎药，如果还不明白，可以咨询医生。

157. 喝中药是代煎好，还是自己熬好

中药还是自己熬更好，因为自己可以掌握熬中药的不同时间，所需要的不同火候，如刚开始时用大火烧开，然后再用小火慢炖，还有一些先煎、后下的中药随时可以自行调整。药店或者医院代煎的中药，一般都是用煎药机煎煮的，煎药机在煎煮中药的时候，会把所有材料一起倒入容器内，加满水，然后通过调整

老年人小病小痛小对策

时间一次性熬出，不能调整火候的大小，或者根据不同中药的作用和功能调整出锅的时间。有一些解表药要轻煎，也就是不能久煎，但煎药机无法做到这一点。

158. 是中药颗粒剂冲服好，还是中药水煎服好

中药配方颗粒剂和汤药的临床疗效是一样的，都是由中医师开具处方，药房制作而成。中药配方颗粒剂是现代剂型，汤药是传统剂型。

159. 喝中药是不是比吃西药见效慢

这种说法是不对的。其实，中药效果的快慢要根据患者的具体病情来定。中医一直就有"急则治标，缓则治本"的治疗思路，如感冒喝中药见效会很快，患慢性病喝中药调理则需要时间，但患者一般在喝完几天中药后还是能感觉到一些变化的。中医的精髓就是辨证论治，只要辨证准确，用药到位，一般见效还是很快的。

160. 最近老喝中药，我都没劲儿了，是喝中药引起的吗

中医素来就有"是药三分毒"的说法，但不是所有的中药都会引起乏力。如健脾胃、补肾气的中药就不会引起乏力，而解表类、活血类中药会引起乏力，主要与治疗什么类型的疾病有关系。

161. 喝中药就可以不吃降血糖药、降压药了吗

这样是不可以的。如果患者吃的是中成药类的降血糖药、降压药，经过一段时间的调理，可以用中药汤剂替换，但停药后也会发生反复，而且中药汤剂不能一直喝，还需要定期就诊并调养身体。如果患者吃的是西药类的降血糖药、降压药，就不建议用中药汤剂替换了，虽然这样也可以降血糖、降压，但主要还是为了改善糖尿病、高血压引起的症状，西药可以更好地控制慢性病的指标数值。

162. 喝汤药太麻烦了，服用中成药可以吗

这个问题不能一概而论。中医治疗讲的是辨证论治，因人施治，但中成药为固定处方，而且剂量上没有加减，不能完全体现出中医师的辨证思路，所以不能完全使用中成药代替中药汤剂。

163. 冬至、夏至服用安宫牛黄丸可以预防心脑血管疾病，真的是这样吗

这个说法不太靠谱。安宫牛黄丸主治以高热、神昏为主要症状的一类疾病，如心脑血管疾病（尤其是脑卒中）和有热闭神昏、烦躁惊厥等的热病，是急救药物，与节气无关，也不是保健品。如果患者突发神昏、口角歪斜、半身不遂，很可能是脑出血或者脑梗死，可以迅速服用安宫牛黄丸，以醒脑、开窍、启闭；

中暑的高热惊厥、不省人事也可以服用该药，以凉血、止痉。在实际生活中，没病的人最好不要吃它。

164. 湿气重，喝红豆薏米水行不行

湿气重可以喝红豆薏米水。这里所说的红豆其实是赤小豆，入药有行血补血、健脾祛湿、利水消肿之效。薏米就是薏苡仁，入药有利水消肿、健脾化湿、舒筋除痹、清热排脓等功效，是常用的利水渗湿药。那么，只服用红豆薏米水就可以祛湿了吗？也不是那么简单，因为导致湿气重的原因有很多，如脾胃虚弱、代谢不好、饮食结构不合理、居住环境潮湿等，这些都可以引起体内湿气过重，红豆薏米水虽然有效，但"千寒易去，一湿难除"，有时需要服用中药来治疗。每个人的体质不同，中医师会给予相应的处方来祛湿，这样才能获得令人满意的效果。

165. 体质不好，想喝中药调理，可以吗

很多老年人没有什么不适症状，就是想喝中药调理一下，这在临床上也是可以的。近年来，我国人民生活水平逐渐提高，大家对自身养生保健的要求更高了，但要想调节体质，口服中药调理的时间会比较长，需要医患之间长期配合。

166. 想针灸，又怕针灸散气，真的是这样吗

针灸是通过调整经络来达到治疗目的的一种方法，会消耗一定气血，有些老年人在针灸后会觉得疲惫，其实就是这一时间段

内身体的气血消耗比较多，适当休息之后就会恢复，不存在散气的说法，而且针灸的手法、取穴的多少、治疗时间的长短都会影响人体内气血的消耗。临床上，中医师常采用针刺疗法配合灸法来治疗，因为灸法可以补充人体内的气血，通过艾灸特定穴位可补益人体元气，从而平衡针刺疗法导致的气血消耗。

167. 头痛，想放血，可以吗

放血已经过临床验证，是以针刺某些穴位或者体表小静脉而放出少量血液的一种治疗方法，适用于头痛实证类型的患者，如肝阳上亢、风热及血瘀引起的头痛等；对于虚证或者寒证患者，不适合行放血疗法。

168. 感觉身上不舒服，可以拔罐吗

拔罐是中医的一种古老的治疗方法，具有驱寒祛湿、疏通经络、活血化瘀的作用，但也不是适合所有人群，需要中医师来辨证论治，如心脏病患者、皮肤病患者及体质虚弱者就不适合拔罐，而且也不是哪痛拔哪，需要根据病情选穴位。

（张影　曹刚毅）

老年人小病小痛小对策

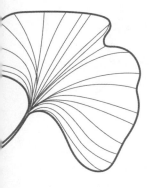

图书在版编目（CIP）数据

老年人小病小痛小对策 / 北京老年医院组织编写；
李翔主编. –北京：人民卫生出版社，2023.10
（相约老年健康科普丛书）
ISBN 978-7-117-35309-0

Ⅰ.①老…　Ⅱ.①北…②李…　Ⅲ.①老年病—常见
病—防治　Ⅳ.①R592

中国国家版本馆CIP数据核字（2023）第188209号

人卫智网	www.ipmph.com	医学教育、学术、考试、健康， 购书智慧智能综合服务平台
人卫官网	www.pmph.com	人卫官方资讯发布平台

相约老年健康科普丛书
老年人小病小痛小对策
Xiangyue Laonian Jiankang Kepu Congshu
Laonianren Xiaobing Xiaotong Xiaoduice

组织编写：北京老年医院
主　　编：李　翔
出版发行：人民卫生出版社（中继线010-59780011）
地　　址：北京市朝阳区潘家园南里19号
邮　　编：100021
E - mail：pmph @ pmph.com
购书热线：010-59787592　010-59787584　010-65264830
印　　刷：北京盛通印刷股份有限公司
经　　销：新华书店
开　　本：787×1092　1/16　印张：11
字　　数：123千字
版　　次：2023年10月第1版
印　　次：2023年10月第1次印刷
标准书号：ISBN　978-7-117-35309-0
定　　价：55.00元

打击盗版举报电话：010-59787491　E-mail：WQ @ pmph.com
质量问题联系电话：010-59787234　E-mail：zhiliang @ pmph.com
数字融合服务电话：4001118166　E-mail：zengzhi @ pmph.com

52检